Nair Sreeja Radhakrishnan
Manojkumar A. D.
Suhas Rao K.

Avanços recentes nas modalidades de diagnóstico e tratamento da DTM

Nair Sreeja Radhakrishnan
Manojkumar A. D.
Suhas Rao K.

Avanços recentes nas modalidades de diagnóstico e tratamento da DTM

ScienciaScripts

Cover image: www.ingimage.com

This book is a translation from the original published under ISBN 978-620-7-84164-6.

Publisher:
Sciencia Scripts
is a trademark of
Dodo Books Indian Ocean Ltd. and OmniScriptum S.R.L publishing group

120 High Road, East Finchley, London, N2 9ED, United Kingdom
Str. Armeneasca 28/1, office 1, Chisinau MD-2012, Republic of Moldova, Europe
Printed at: see last page
ISBN: 978-620-7-91930-7

LISTA DE ABREVIATURAS

BTX	Botulinum toxin
CBCT	Cone-beam computed tomography
EMG	Electromyography
ECM	Extracellular matrix
ID	internal derangement
LLLT	Low-level laser therapy
MRI	Magnetic resonance imaging
MSCs	Mesenchymal stem cells
MPDS	Myofacial pain dysfunction syndrome
RDC/TMD	Recommended Diagnostic Criteria for TMD
TENS	Transcutaneous Electrical Nerve Stimulation
TMJ	Temporomandibular joint
TMD	Temporomandibular Disorder

Índice

INTRODUÇÃO

A Disfunção Temporomandibular (DTM) é um termo coletivo utilizado para descrever um grupo de condições músculo-esqueléticas que ocorrem na região temporomandibular. Estas condições são caracterizadas por dor nos músculos da mastigação, na articulação temporomandibular, ou em ambos, e têm uma prevalência estimada na população adulta de cerca de 10%. A literatura recente sugere que as DTM são um problema multifatorial com factores estruturais (oclusão), funcionais (bruxismo) e psicológicos (ansiedade, tensão), bem como traumas externos e deterioração artrítica, como causas inter-relacionadas.[1]

Cerca de 60-70% da população em geral apresenta pelo menos um sinal de disfunção da articulação temporomandibular (DTM), mas apenas um em cada quatro indivíduos está consciente destes sintomas e os comunica aos especialistas. A incidência de DTM atinge o seu pico entre os 20 e os 40 anos de idade; é duas vezes mais comum nas mulheres do que nos homens.[2] As DTM incluem anomalias da posição e/ou estrutura intra-articular do disco, bem como disfunção da musculatura associada. Os sintomas de DTM incluem diminuição da amplitude de movimento mandibular, dor nos músculos da mastigação, dor na ATM, ruído articular associado à função, dor miofacial generalizada e uma limitação funcional ou desvio da abertura da mandíbula.[2, 3]

Até 70% dos pacientes com DTM sofrem de patologia ou mau posicionamento do disco da ATM, denominado "desarranjo interno" (DI).[4] Embora a progressão da doença seja mal compreendida, a patologia primária parece ser uma condição degenerativa, conhecida como osteoartrite (OA) ou osteoartrose, dependendo da existência de estados inflamatórios ou não inflamatórios, respetivamente.[5] Os doentes assintomáticos, cujos discos são identificados por ressonância magnética (RM) na posição anatómica "normal", apresentam alterações morfológicas mínimas no côndilo e na eminência articular, em função dos processos adaptativos normais. Em contraste, observa-se uma alteração óssea substancial em doentes sintomáticos com DI.[6]

A eficácia e o sucesso do tratamento dependem da capacidade do médico para estabelecer um diagnóstico correto. Este só pode ser estabelecido após um exame minucioso do doente para detetar os sinais e sintomas de perturbações funcionais. Cada sinal representa uma parte da informação necessária para estabelecer um diagnóstico correto. Por conseguinte, é extremamente importante que cada sinal e sintoma seja identificado através de uma história e de um exame exaustivos. Esta é a base essencial para um tratamento bem sucedido.[4] O clínico deve ter em mente que para cada diagnóstico existe um tratamento adequado. Nenhum tratamento é adequado para todas as desordens temporomandibulares (DTMs). Por conseguinte, a realização de um diagnóstico correto torna-se uma parte extremamente importante da gestão da perturbação do doente. O tratamento das DTMs tem sido discutido na literatura há pelo menos dois séculos, mas as opções de tratamento só foram estabelecidas nas últimas duas décadas. O desacordo e a controvérsia permanecem entre aqueles que estão activos no diagnóstico e tratamento das DTMs.

ARTICULAÇÃO TEMPOROMANDIBULAR

A área onde a mandíbula se articula com o osso temporal do crânio é designada por articulação temporomandibular (ATM). A ATM é certamente uma das articulações mais complexas do corpo.[4]

A ATM e as estruturas associadas desempenham um papel essencial na orientação do movimento mandibular e na distribuição das tensões produzidas pelas tarefas quotidianas, como a mastigação, a deglutição e a fala.[6]

Segundo o GPT9, a ATM é a articulação entre o osso temporal e a mandíbula. É uma articulação bilateral diartróide, bilateral e gengival. A articulação do processo condilar da mandíbula e do disco intra-articular com a fossa mandibular da porção escamosa do osso temporal; uma articulação diartróide, em dobradiça deslizante (ginglymus); o movimento no compartimento superior da articulação é maioritariamente translacional, enquanto o do compartimento inferior é maioritariamente rotacional; a articulação liga o côndilo mandibular à fossa articular do osso temporal com o interpósito do disco articular da articulação temporomandibular.

ANATOMIA DA ATM

A articulação temporomandibular é composta por articulações temporomandibulares (ATMs) bilaterais, diartrodiais.[8] A ATM é bastante superficial e situa-se abaixo da extremidade posterior do arco zigomático, mesmo em frente do meato acústico externo.[9] A ATM é formada pelo encaixe do côndilo mandibular na fossa mandibular do osso temporal (Fig. 1). O disco articular separa estes dois ossos da articulação direta. O disco articular é composto por tecido conjuntivo fibroso denso, na sua maior parte desprovido de quaisquer vasos sanguíneos ou fibras nervosas. A periferia extrema do disco, no entanto, é ligeiramente inervada. As superfícies articulares da ATM são altamente incongruentes e consistem em fibrocartilagem, e não em cartilagem hialina como noutras articulações sinoviais.

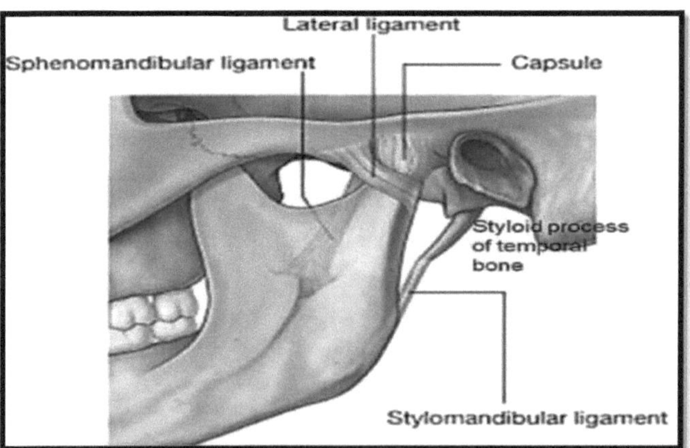

Fig 1: Articulação Temporomandibular, (Foto cortesia: Gray's Anatomy)

Três ligamentos funcionais suportam a ATM: (1) os ligamentos colaterais, (2) o ligamento capsular e (3) o ligamento temporomandibular. Existem também dois ligamentos acessórios: (4) o esfenomandibular e (5) o estilomandibular.[8]

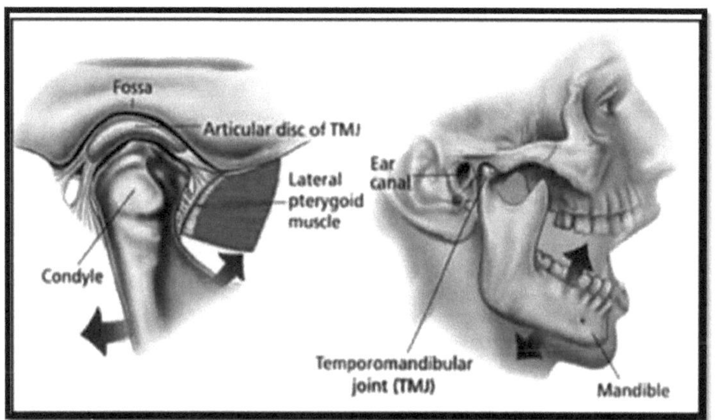

Fig 2: Ligamentos da articulação temporomandibular (Foto cortesia: Dr. Abdullah Hanesh em X)

A ATM é inervada pelo mesmo nervo que fornece a inervação motora e sensorial aos músculos que a controlam (o nervo trigémeo). Os ramos do nervo mandibular (V3) fornecem a inervação aferente. A maior parte da inervação é fornecida pelo nervo auriculotemporal à medida que deixa o nervo mandibular atrás da articulação e sobe lateralmente e superiormente para envolver a região posterior da articulação. A inervação adicional é fornecida pelos nervos temporal profundo e massetérico.[8]

ETIOLOGIA

A etiologia das DTM é complexa e multifatorial. Existem inúmeros factores que podem contribuir para esta doença, que se agrupam em três categorias. Os factores predisponentes aumentam o risco de desenvolver DTM, os factores iniciadores causam o aparecimento da doença e os factores perpetuadores interferem com o processo de cura ou aumentam a progressão da DTM. Em alguns casos, um único fator pode desempenhar um ou todos estes papéis. O sucesso da gestão das DTM depende da identificação e controlo dos factores contribuintes.[2]

O sintoma mais importante é a dor, seguida de movimentos mandibulares restritos, que podem causar dificuldades na alimentação ou na fala, sendo também registados ruídos provenientes da articulação temporomandibular durante o movimento da mandíbula. A etiologia e a patogénese desta doença são mal compreendidas; por conseguinte, o tratamento das doenças da articulação temporomandibular é por vezes difícil. A compreensão da etiologia das doenças da articulação temporomandibular é extremamente importante para identificar e evitar potenciais factores patológicos.[11]

Os factores etiológicos incluem anomalias oclusais, tratamento ortodôntico, bruxismo e instabilidade ortopédica, macrotrauma e microtrauma, laxidez articular e estrogénio exógeno. Factores psicológicos como o stress, a tensão mental, a ansiedade ou a depressão podem causar DTM.

Os factores de perpetuação podem incluir:

- Factores comportamentais - ranger de dentes, cerrar os dentes e postura anormal da cabeça.

- Factores sociais (afectam a perceção e a influência da resposta aprendida à dor)
- Factores emocionais (depressão e ansiedade)
- Factores cognitivos

Os factores predisponentes são fisiopatológicos, psicológicos ou estruturais e conduzem a um aumento do risco de desenvolvimento de DTM.[2]

Pullinger, Seligman e Gornbein[12] aplicaram uma análise de factores múltiplos, que indicou a baixa correlação da oclusão com as desordens temporomandibulares. Entretanto, os seguintes fatores oclusais apresentaram uma leve relação:

- Mordida aberta
- Overjet superior a 6-7 mm
- Posição de contacto retraída/posição intercuspiana com deslizamento superior a 4 mm
- Mordida cruzada lingual unilateral
- Cinco ou mais dentes posteriores em falta
- Restaurações defeituosas e próteses mal adaptadas.

Pullinger e Seligman[13] estimaram ainda que os factores oclusais contribuem em cerca de 10-20% para o espetro total de factores etiológicos que diferenciam as pessoas saudáveis dos doentes com perturbações da articulação temporomandibular.

A diminuição do rácio disco: eminência (comprimento

anteroposterior do disco em relação ao comprimento da eminência articular) está associada a estádios avançados de desarranjo interno da articulação temporomandibular. Num doente com uma eminência plana, existe uma quantidade mínima de rotação posterior do disco no côndilo durante a abertura. À medida que a inclinação aumenta, é necessário um maior movimento de rotação entre o disco e o côndilo durante a translação do côndilo. Por conseguinte, os doentes com eminências articulares íngremes são mais susceptíveis de demonstrar um maior movimento côndilo-disco durante a função. Este movimento exagerado do côndilo-disco pode levar a distúrbios de desarranjo do disco. Talvez este fator predisponente só seja significativo quando combinado com outros factores relacionados com a quantidade de função e carga articular.

As lesões iatrogénicas podem atuar tanto como factores iniciadores como predisponentes. Isto pode ocorrer durante qualquer procedimento dentário em que haja uma abertura prolongada, como o tratamento ortodôntico, o tratamento de canal de uma só vez, ou devido a factores como a recaída que causa um desequilíbrio funcional entre as articulações temporomandibulares, os músculos e a oclusão. Devemos sempre examinar a articulação para evitar este tipo de danos na ATM.[1]

SISTEMA DE CLASSIFICAÇÃO PARA O DIAGNÓSTICO DAS PERTURBAÇÕES TEMPOROMANDIBULARES

POR OKESON[15]

I. Distúrbios dos músculos mastigatórios

a) Co-contração protetora

b) Mialgia local

c) Dor miofacial

d) Mioespasmo

e) Mialgia de mediação central

II. II. Perturbações da articulação temporomandibular

A. Perturbações dos distúrbios côndilo-disco

Deslocação do disco

Deslocação do disco com bloqueio intermédio

Deslocação do disco sem redução

B. Incompatibilidade estrutural das superfícies articulares

1) Desvio de forma

Disco

Condyle

Fossa

2) Adesões

Disco para côndilo

Disco para a fossa

3) Subluxação (hipermobilidade)

4) Luxação

C. Perturbações inflamatórias da articulação temporomandibular

1. SinoviteZcapsulite

2. Retrodiscite

3. Artritides

Osteoartrite

Osteoartrose

Poliartrite

D. Doenças inflamatórias das estruturas associadas

Tendinite temporal

Inflamação do ligamento estilomandibular

III. Hipomobilidade mandibular crónica

a. Anquilose

Fibroso

Bony

b. Contratura muscular

Miostático

Miofibrótico

c. Impedância coronoide

IV. Distúrbios do crescimento

A. Doenças ósseas congénitas e do desenvolvimento

Agenesia

Hipoplasia

Hiperplasia

Neoplasia

B. Distúrbios musculares congénitos e do desenvolvimento

Hipotrofia

Hipertrofia

Neoplasia

PELA ACADEMIA AMERICANA DE DOR OROFACIAL (AAOP)[16]

Afecções articulares (intra-articulares)

Perturbações congénitas ou do desenvolvimentoHiperplasia

condilar

Afecções do primeiro e segundo arcos branquiaisReabsorção condilar idiopática

Doenças degenerativas das articulações

Inflamatórias: capsulite, sinovite, poliartrites (artrite reumatoide, artrite psoriática, espondilite anquilosante, síndrome de Reiter, gota)

Não-inflamatório: osteoartrite

Perturbações do desarranjo discal

Deslocação com redução

Deslocamento sem redução (fecho fechado)\

Perfuração

Infeção Neoplasia

Hipermobilidade temporomandibular

Deslocação Laxidez articular Subluxação

Hipomobilidade temporomandibular

Anquilose: anquilose verdadeira (óssea ou fibrosa) ou pseudo-anquilose

Fibrose pós-radiação

Trismo

Trauma

ContusãoFractura

Hemorragia intracapsular

Afecções dos músculos mastigatórios (extra-articulares)

Mialgia local

Perturbação da dor miofacial

Contractura miofibrótica

Miositose

Mioespasmo

Neoplasia

CLASSIFICAÇÃO DE WILKES DO DISTÚRBIO INTERNO DA TMJ[17]

	CLINICAL SIGNS	RADIOGRAPHIC SIGNS
STAGE I- EARLY	Painless clicking; no limitation of opening	Mild disk displacement with early reduction; Normal disk morphology
STAGE II- EARLY/INTERMEDIATE	Occasional painful clicking, intermittent locking	Mild to moderate disk displacement with late reduction, mild disk deformity
STAGE III- INTERMEDIATE	Joint tenderness, limited mouth opening, frequent pain	Displaced, non-reducing disk
STAGE IV- INTERMEDIATE / LATE	Chronic pain, limited opening	Severe displacement without reduction of degenerative osseous change
STAGE V- LATE	Variable joint pain,joint crepitus	Non-reduction of the disk with perforation of disk attachment or disk degenerative osseous changes

Os critérios de diagnóstico de investigação para as perturbações temporomandibulares **(RDC/TMD)** têm sido o protocolo de diagnóstico mais utilizado na investigação das DTM desde a sua publicação em 1992[18] . Este sistema de classificação baseou-se no modelo biopsicossocial da dor que incluía uma avaliação física do

EIXO I, utilizando critérios de diagnóstico fiáveis e bem operacionalizados, e uma avaliação do Eixo II do estado psicossocial e da incapacidade relacionada com a dor. A intenção era fornecer simultaneamente um diagnóstico físico e identificar outra caraterística relevante do doente que pudesse influenciar a expressão e, por conseguinte, a gestão das suas DTM[19] .

AXIS I DIAGNOSIS	AXIS II DIAGNOSIS
Group I	**Depression**
Ia. Muscle pain (myofacial pain)	No depression
Ib. Muscle pain with limited opening	Moderate depression
Group II	Severe depression
IIa. Disc displacement with reduction	**Non-specific physical symptoms**
IIb. Disc displacement without reduction with limited opening	No somatisation
IIc. Disc displacement without reduction without limited mouth opening	Moderate somatisation
Group III	Severe somatisation
IIIa. Arthralgia	**Grade chronic pain**
IIIb. Osteoarthritis	Grade 0: low disability
IIIc. Osteoarthrosis	Grade I: low disability, low intensity
	Grade II: low disability, high intensity
	Grade III: high disability, moderately limiting
	Grade IV: high disability, severely limiting
	Jaw limitation score

Tabela 1: Critérios de diagnóstico de investigação para desordens temporomandibulares (Dworkin e Leresche 1992)[18]

Os algoritmos originais de diagnóstico do Eixo I do RDC/TMD

demonstraram ser fiáveis. No entanto, o Projeto de Validação determinou que a validade do Eixo I do RDC/TMD era inferior ao objetivo de sensibilidade $\geq$ 0,70 e de especificidade $\geq$0,95. Os instrumentos originais RDC/TMD Eixo II demonstraram ser fiáveis e válidos.

O protocolo do Eixo I dos Critérios de Diagnóstico para as DTM **(DC/TMD)**, recentemente recomendado, inclui um rastreio válido para detetar qualquer DTM relacionada com a dor, bem como critérios de diagnóstico válidos para diferenciar as DTM mais comuns relacionadas com a dor e para uma perturbação intra-articular. Os critérios de diagnóstico para outras perturbações intra-articulares comuns carecem de validade adequada para o diagnóstico clínico, mas podem ser utilizados para efeitos de rastreio. A fiabilidade interexaminadores da avaliação clínica associada aos critérios validados DC/TMD para as DTM relacionadas com a dor é excelente. O protocolo do Eixo II mantém os instrumentos de rastreio RDC/TMD originais seleccionados, acrescidos de novos instrumentos para avaliar a função dos maxilares, bem como factores comportamentais e psicossociais adicionais.[19]

CRITÉRIOS DE DIAGNÓSTICO PARA AS PERTURBAÇÕES TEMPOROMANDIBULARES MAIS COMUNS RELACIONADAS COM A DOR[20]

Os critérios de história e exame indicados devem ser cumpridos para cada diagnóstico

MYALGIA

Description	Pain of muscle origin that is affected by jaw movement, function, or parafunction, and this pain is replicated with masticatory muscles' provocation testing.
History criteria	Positive for both of the following: • Pain in the jaw, temple, in the ear, or in front of ear; • Pain modified with jaw movement, function or parafunction.
Exam criteria	Positive for both of the following: 1.Confirmation of pain location(s) in the temporalis or masseter muscle(s); AND 2.Report of familiar pain in the temporalis or massetermuscle(s) with at least one of the following provocation tests: • Palpation of the temporalis or masseter muscle(s); OR • Maximum unassisted or assisted opening movement(s).
Comments	The pain is not better accounted for by another pain diagnosis. Other masticatory muscles may be examined as dictated by clinical circumstances, but the sensitivity and specificity for this diagnosis based on these findings have not been established.

Tipos de mialgia diferenciados por testes de provocação com

palpação: Mialgia local, dor miofacial e dor miofacial com referência.

LOCAL MYALGIA

Description	Pain of muscle origin as described for myalgia with localization of pain only at the site of palpation when using the myofacial examination protocol.
History criteria	Positive for both of the following: Pain in the jaw, temple, in the ear, or in front of ear; Pain is modified with jaw movement, function or parafunction.
Exam criteria	Positive for all of the following: Confirmation of pain location(s) in the temporalis or masseter muscle(s); AND Report of familiar pain with palpation of the temporalis or masseter muscle(s); AND Report of pain localized to the site of palpation.
Comments	The pain is not better accounted for by another pain diagnosis. Other masticatory muscles may be examined as dictated by clinical circumstances but the sensitivity and specificity for this diagnosis based on these findings have not been established.

DOR MIOFACIAL

Description	Pain of muscle origin as described for myalgia with pain spreading beyond the site of palpation but within the boundary of the muscle when using the myofacial examination protocol.
History criteria	Positive for both of the following: Pain in the jaw, temple, in the ear, or in front of ear; Pain modified with jaw movement, function or parafunction.
Exam criteria	Positive for all of the following: Confirmation of pain location(s) in the temporalis or masseter muscle(s); AND Report of familiar pain with palpation of the temporalis or masseter muscle(s); AND Report of pain spreading beyond the site of palpation but within the boundary of the muscle.
Comments	The pain is not better accounted for by another pain diagnosis. Other masticatory muscles may be examined as dictated by clinical circumstances but the sensitivity and specificity for this diagnosis based on these findings have not been established.

DOR MIOFACIAL COM REFERENCIAÇÃO

Description	Pain of muscle origin as described for myalgia with referral of pain beyond the boundary of the muscle being palpated when using the myofacial examination protocol. Spreading pain may also be present.
History criteria	Positive for both of the following: Pain in the jaw, temple, in the ear, or in front of ear; Pain modified with jaw movement, function or parafunction.

Exam criteria	Positive for all of the following: Confirmation of pain location(s) in the temporalis or masseter muscle(s); AND Report of familiar pain with palpation of the temporalis or masseter muscle(s); AND Report of pain at a site beyond the boundary of the muscle being palpated.
Comments	The pain is not better accounted for by another pain diagnosis. Other masticatory muscles may be examined as dictated by clinical circumstances but the sensitivity and specificity for this diagnosis based on these findings have not been established.

ARTHRALGIA

Description	Pain of joint origin that is affected by jaw movement, function, or parafunction and replication of this pain occurs with provocation testing of the TMJ.
History criteria	Positive for both of the following: Pain in the jaw, temple, in the ear, or in front of ear; Pain modified with jaw movement, function or parafunction.

Exam criteria	Positive for both of the following: Confirmation of pain location in the area of the TMJ(s); AND Report of familiar pain in the TMJ with at least one of the following provocation tests: Palpation of the lateral pole or around the lateral pole; OR Maximum unassisted or assisted opening, right or left lateral, or protrusive movement(s).
Comments	The pain is not better accounted for by another pain diagnosis.

DOR DE CABEÇA ATRIBUÍDA À DTM

Description	Headache in the temple area secondary to pain-related TMD that is affected by jaw movement, function, or parafunction, and replication of this headache occurs with provocation testing of the masticatory system.
History criteria	Positive for both of the following: Headache of any type in the temple; AND Headache modified with jaw movement, function, or parafunction.
Exam criteria	Positive for both of the following: Confirmation of headache location in the area of the temporalis muscle(s); AND Report of familiar headache in the temple area with at least one of the following provocation tests: Palpation of the temporalis muscle(s); OR
	Maximum unassisted or assisted opening, right or left lateral, or protrusive movement(s).
Comments	The headache is not better accounted for by another headache diagnosis. Note: A diagnosis of pain-related TMD (e.g., myalgia or TMJ arthralgia) must be present and is established using valid diagnostic criteria.

CRITÉRIOS DE DIAGNÓSTICO PARA OS DISTÚRBIOS TEMPOROMANDIBULARES INTRA-ARTICULARES MAIS COMUNS [20]

Os critérios indicados de história e exame devem ser cumpridos para cada diagnóstico, exceto subluxação, que se baseia apenas na história.

DESLOCAÇÃO DO DISCO COM REDUÇÃO

Description	An intracapsular biomechanical disorder involving the condyle-disc complex. In the closed mouth position, the disc is in an anterior position relative to the condylar head and the disc reduces upon opening of the mouth. Medial and lateral displacement of the disc may also be present. Clicking, popping, or snapping noises may occur with disc reduction A history of prior locking in the closed position coupled with interference in mastication precludes this diagnosis.
History criteria	Positive for at least one of the following: In the last 30 days any TMJ noise(s) present with jaw movement or function; OR Patient report of any noise present during the exam.
Exam criteria	Positive for at least one of the following: 1. Clicking, popping, and/or snapping noise during both opening and closing movements, detected with palpation during at least one of three repetitions of jaw opening and closing movements; OR a) Clicking, popping, and/or snapping noise detected with palpation during at least one of three repetitions of opening or closing movement(s); AND b) Clicking, popping, and/or snapping noise detected with palpation during at least one of three repetitions of right or left lateral or protrusive movement(s).
Imaging	When this diagnosis needs to be confirmed, TMJ MRI criteria are positive for both of the following: In the maximum intercuspal position, the posterior band of the disc is located anterior to the 11:30 position and the intermediate zone of the disc is anterior to the condylar head; AND On full opening, the intermediate zone of the disc is located between the condylar head and the articular eminence

DESLOCAÇÃO DO DISCO COM REDUÇÃO COM BLOQUEIO INTERMITENTE

Description	An intracapsular biomechanical disorder involving the condyle-disc complex. In the closed mouth position, the disc is in an anterior position relative to the condylar head, and the disc intermittently reduces with opening of the mouth. When the disc does not reduce with opening of the mouth, intermittent limited mandibular opening occurs. When limited opening occurs, a maneuver may be needed to unlock the TMJ. Medial and lateral displacement of the disc may also be present. Clicking, popping, or snapping noises may occur with disc reduction.
History criteria	Positive for both of the following: 1a. In the last 30 days, any TMJ noise present with jaw movement or function; OR 1b. Patient report of any noise present during the exam; AND 2. In the last 30 days, jaw locks with limited mouth opening, even for a moment, and then unlocks.

Exam criteria	Positive for at least one of the following: 1.Clicking, popping, and/or snapping noise detected during both opening and closing movements, detected with palpation during at least one of three repetitions of jaw opening and closing movements; OR 2a. Clicking, popping, and/or snapping noise detected with palpation during at least one of three repetitions of opening or closing movement(s); AND 2b. Clicking, popping, and/or snapping noise detected with palpation during at least one of three repetitions of right or left lateral, or protrusive movement(s).
Imaging	When this diagnosis needs to be confirmed, the imaging criteria are the same as for disc displacement with reduction if intermittent locking is not present at the time of imaging. If locking occurs during imaging, an imaging-based diagnosis of disc displacement without reduction will be rendered and clinical confirmation of reversion to intermittent locking isneeded. Note: Although not required, when this disorder is present clinically, examination is positive for inability to open to anormal amount, even momentarily, without the clinician or patient performing a maneuver to reduce the lock.

DESLOCAÇÃO DO DISCO SEM REDUÇÃO COM ABERTURA LIMITADA

Description	An intracapsular biomechanical disorder involving the condyle-disc complex. In the closed mouth position, the disc is in an anterior position relative to the condylar head, and the disc does not reduce with opening of the mouth. Medial and lateral displacement of the disc may also be present. This disorder is associated with persistent limited mandibular opening that does not reduce with the clinician or patient performing a manipulative maneuver. This is also referred to as "closed lock." This disorder is associated with limited mandibular opening.
History criteria	Positive for both of the following: Jaw locked so that the mouth would not open all the way; AND Limitation in jaw opening is severe enough to limit jaw opening and interfere with eating ability.
Exam criteria	Positive for the following: Maximum assisted opening (passive stretch) movement including vertical incisal overlap < 40 mm.
Imaging	When this diagnosis needs to be confirmed, TMJ MRI criteria are positive for both of the following: In the maximum intercuspal position, the posterior band of the disc is located anterior to the 11:30 position and the intermediate zone of the disc is anterior to the condylar head, AND On full opening, the intermediate zone of the disc is located anterior to the condylar head. Note: Maximum assisted opening of < 40 mm is determined clinically. Note: TMJ noise (e.g., click during opening) does not exclude this diagnosis.

DESLOCAÇÃO DO DISCO SEM REDUÇÃO SEM ABERTURA LIMITADA

Description	An intracapsular biomechanical disorder involving the condyle-disc complex. In the closed mouth position, the disc is in an anterior position relative the condylar head and the disc does not reduce with opening of the mouth. Medial and lateral displacement of the disc may also be present. This disorder is NOT associated with current limited opening.
History criteria	Positive for both of the following in the past: Jaw locked so that the mouth would not open all the way; AND Limitation in jaw opening i s severe enough to limit jaw opening andinterfere with ability to eat.
Exam criteria	Positive for the following: 1) Maximum assisted opening (passive stretch) movement includingvertical incisal overlap $\geq$ 40 mm
Imaging	When this diagnosis needs to be confirmed, TMJ MRI criteria are the same as for disc displacement without reduction with limited opening. Note: Maximum assisted opening of $\geq$ 40 mm is determined clinically. Note: Presence of TMJ noise (e.g., click during opening) does not exclude this diagnosis.

DOENÇA ARTICULAR DEGENERATIVA

Description	A degenerative disorder involving the joint characterized by deterioration of articular tissue with concomitant osseous changes in the condyle and/or articular eminence.
History criteria	Positive for at least one of the following: In the last 30 days, any TMJ noise(s) present with jaw movement or function; OR Patient reports of any noise present during the exam.
Exam criteria	Positive for the following: 1. Crepitus detected with palpation during at least one of the following: opening, closing, right or left lateral, orprotrusive movement(s).
Imaging	When this diagnosis needs to be confirmed, then TMJ CT criteria are positive for at least one of the following: Subchondral cyst(s), erosion(s), generalized sclerosis, or osteophyte(s). Note: Flattening and/or cortical sclerosis are considered indeterminant findings for degenerative joint disease (DJD) and may represent normal variation, aging, remodeling, or a precursor to frank DJD.

SUBLUXAÇÃO

Description	A hypermobility disorder involving the disc-condyle complex and the articular eminence: In the open mouth position, the disc-condyle complex is positioned anterior to the articular eminence and is unable to return to a normal closed mouth position without a manipulative maneuver. The duration of dislocation may be momentary or prolonged. When the patient can reduce the dislocation himself/herself, this is referred to as subluxation. When the patient needs the assistance of the clinician to reduce the dislocation and normalize jaw movement, this is referred to as luxation. This disorder is also referred to as "open lock." The sensitivity and specificity have been established for only subluxation
History criteria	Positive for both of the following: In last 30 days, jaw locking or catching in a wide-open mouth position, even for a moment, so could not close from the wide-open position; AND Inability to close the mouth from a wide-open position without a self-maneuver
Exam criteria	Although no exam findings are required, when this disorder is present clinically, examination is positive for inability to return to a normal closed mouth position without the patient performing a manipulative maneuver
Imaging	When this diagnosis needs to be confirmed, imaging criteria are positive for the condyle positioned beyond the height of the articular eminence with the patient unable to close his/her mouth.

PROTOCOLO DE AVALIAÇÃO RECOMENDADO PARA O EIXO II[20]

É bem sabido que as respostas cognitivas, emocionais e comportamentais dos doentes à dor são bastante independentes da origem da dor, pelo que o grupo de trabalho recomendou instrumentos atualmente utilizados noutras áreas da medicina para avaliar o funcionamento psicossocial associado a qualquer condição de dor. Os critérios utilizados para selecionar os instrumentos adicionais do Eixo II foram a fiabilidade, a validade, a interpretabilidade, a aceitabilidade por parte dos doentes e dos médicos, a sobrecarga dos doentes e a exequibilidade, bem como a disponibilidade de versões traduzidas para diferentes línguas e culturas

Domain	Instrument	Screening	Comprehensive
Pain intensity	Graded Chronic Pain Scale (GCPS)	✓	✓
Pain locations	Pain drawing	✓	✓
Physical function	Graded Chronic Pain Scale (GCPS)	✓	✓
Limitation	Jaw Functional Limitation Scale—short form (JFLS) Jaw Functional Limitation Scale—long form (JFLS)	✓	✓
Distress	Patient Health Questionnaire-4 (PHQ-4)	✓	✓
Depression	Patient Health Questionnaire-9* (PHQ-9)		✓
Anxiety	Generalized Anxiety Disorder-7 (GAD-7)		✓
Physical symptoms	Patient Health Questionnaire-15* (PHQ-15)		✓
Parafunction	Oral Behaviors Checklist (OBC)	✓	✓

MEIOS AUXILIARES DE DIAGNÓSTICO NA TMD

O diagnóstico da DTM é efectuado através da avaliação da história clínica e do exame físico.[21,22] No entanto, os métodos de diagnóstico por imagem da ATM são utilizados para avaliar a integridade dos seus componentes e a sua associação funcional, para confirmar a extensão ou progressão de uma doença existente e para avaliar e documentar os efeitos de um tratamento já instituído. São essenciais para a avaliação em casos de traumatismos, alterações oclusais e limitação súbita da abertura bucal, presença de ruídos articulares, doenças articulares sistémicas, infeção e insucesso de tratamentos conservadores.[23,24]

EXAME RADIOGRÁFICO

As radiografias da articulação temporomandibular fornecem informações sobre as características morfológicas dos componentes ósseos da articulação e certas associações funcionais entre o côndilo, o tubérculo articular e a fossa, mas são ineficientes para avaliar os tecidos moles.[25,26] Vários factores anatómicos e técnicos podem impedir uma imagem radiográfica clara e desobstruída da ATM. Ao optar pela radiografia da ATM, deve-se considerar a identificação de detalhes estruturais ósseos, a suspeita clínica específica, a quantidade de informações sintomáticas clinicamente disponíveis para o diagnóstico, o custo desses exames e sua dose de radiação.[27,28] As técnicas radiográficas mais utilizadas no tratamento de rotina dos distúrbios da articulação temporomandibular (DTM) são a radiografia panorâmica, a planigrafia e a radiografia transcraniana [29]

A. Radiografia panorâmica

Por proporcionar uma visão geral da maxila, é útil no diagnóstico diferencial de alterações odontogénicas cujos sintomas se sobrepõem às DTMs.[30,31] Pode revelar alterações ósseas avançadas no côndilo (Fig. 3), como assimetrias, erosões, osteófitos, fraturas, alterações de tamanho e forma, processos degenerativos e inflamatórios, alterações de crescimento, tumores maxilares, metástases e anquilose. [32,33]No entanto, não fornece informações funcionais sobre a excursão condilar.[34] Além disso, apenas alterações grosseiras na morfologia do tubérculo articular podem ser observadas devido à sobreposição de imagens da base do crânio e do arco zigomático.[35,36] Essa técnica é útil como ferramenta de triagem, pois permite o diagnóstico inicial e a avaliação de alterações da ATM que não são tão sutis. Também é indicada quando o paciente apresenta redução da abertura bucal e o diagnóstico diferencial de fratura é considerado.[37,38]

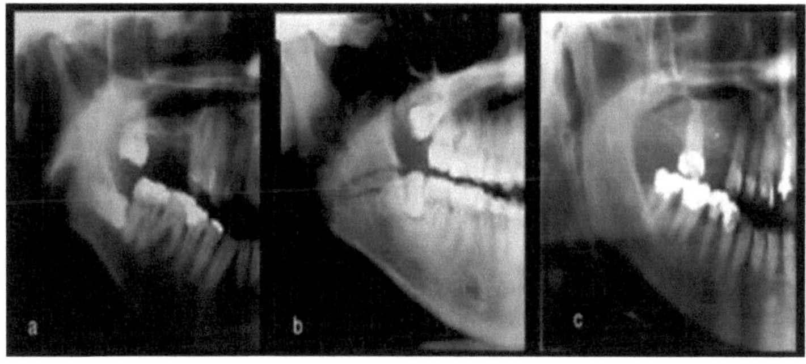

Fig 3: (a-c) Grande plano em imagem panorâmica mostrando hipoplasia do côndilo mandibular (a), impactação horizontal do terceiro molar (a, b) linha de fratura na região do ângulo goníaco (b) e processo estiloide alongado (c

Planigrafia (ou radiografia panorâmica com programas para a ATM)

Este método proporciona uma precisão considerável e produz imagens sem muita sobreposição. Visualiza os detalhes ósseos articulares e revela eventuais anormalidades anatômicas em estruturas adjacentes à ATM, como o processo estiloide, o processo mastoide e o arco zigomático.[39,40] Pode ser obtida nos planos sagital e coronal, documentando a relação do côndilo com a fossa articular em máxima intercuspidação habitual (MHI) e a extensão da excursão durante a máxima abertura bucal (MMO). Permite uma comparação direta de ambos os lados relativamente à hipo, normo ou hiperexcursão do côndilo, o que é útil na confirmação de uma suspeita clínica de hipermobilidade.[41,4] 2 Apesar da relativa identificação das estruturas ósseas da ATM, apresenta alguma ampliação que é inerente à técnica. No entanto, é útil para a avaliação funcional da abertura bucal, avaliação de alterações morfológicas e dos espaços articulares, análise da dimensão, fracturas e anquilose[43] (Fig. 4)

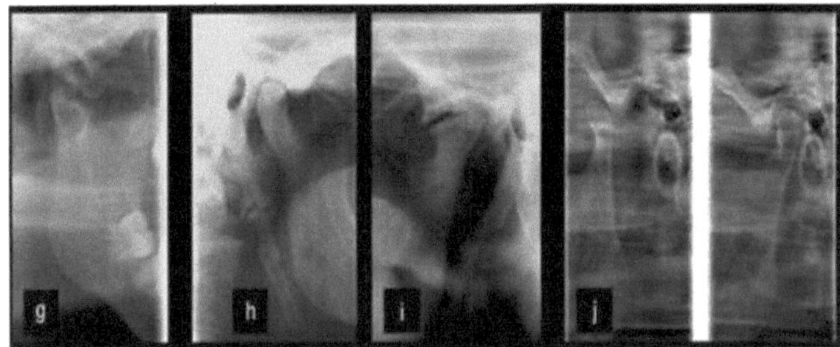

Fig 4: As técnicas de planografia (g-j) demonstram: fratura e anquilose do colo da mandíbula (g) processo estiloide alongado (h), processo de remodelação avançado, achatamento antero-superior, irregularidades corticais e formação de osteófitos (i) para além da hiperexcursão da cabeça da mandíbula, definindo a hipermobilidade da ATM (j).

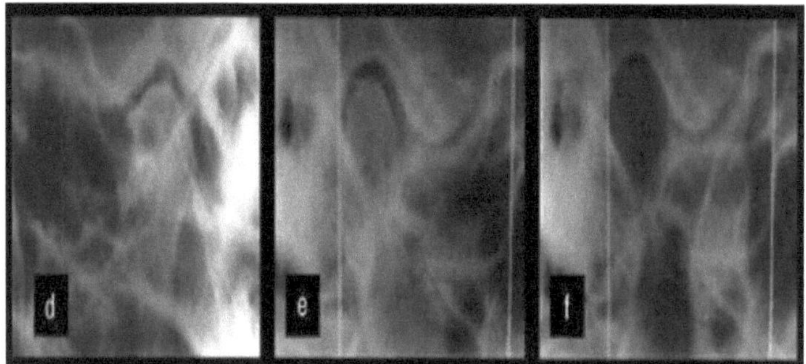

Fig 5: As imagens transcranianas (d-f) mostram a presença de osteófitos (d), a preservação dos espaços articulares em máxima intercuspidação habitual (MHI) (e) e a identificação de hiperexcursão condilar (f).

B. Radiografia Transcraniana

À semelhança da planigrafia, esta avaliação permite uma boa avaliação anatómica do côndilo, da fossa e do tubérculo articular.[44,45] Nessa técnica, um feixe de raios X é direcionado obliquamente através do crânio para a ATM contralateral, produzindo uma visão sagital.[45] Assim, as porções central e medial do côndilo são projetadas inferiormente e apenas o contorno lateral da articulação é visualizado. É útil para identificar alterações ósseas e fraturas deslocadas da cabeça e colo do côndilo mandibular, bem como para avaliar a excursão e determinar os espaços articulares radiográficos (Fig. 5). Este tipo de projeção é limitado pelo facto de produzir uma imagem com uma grande sobreposição dos ossos do crânio; requer também a utilização de um cefalostato específico para a sua padronização, exigindo normalmente um posicionamento complexo.[45,46]

C. Artrografia

A artrografia é uma variante da técnica radiográfica para a ATM, que tem como objetivo avaliar os tecidos moles da ATM. Nos anos 70 e 80, a artrografia era o método de eleição para a identificação de deslocamentos discais.[45,47] A morfologia, o posicionamento e a função do disco eram identificados indiretamente através da injeção de contraste nos espaços articulares superiores e/ou inferiores. O meio de contraste administrado deve ter uma concentração elevada de iodo (300 mg iodo/mL), uma vez que apenas pequenas quantidades de solução podem ser injectadas na ATM (1,5-2 mL). O risco de reacções idiossincráticas ao meio de contraste é baixo, uma vez que este é injetado apenas nos compartimentos articulares. Após a injeção, foram obtidas imagens dinâmicas, registando os movimentos mandibulares.[48]

Apesar de ser útil para a identificação da posição do disco, a artrografia não é atualmente recomendada por ser um procedimento invasivo e comportar um risco de perfuração iatrogénica do disco e de lesão do nervo facial. Existem ainda os riscos de radiação para estruturas radiossensíveis (cristalino e tiroide), dor e limitação de movimentos após as injecções, infecções, alergias ao corante injetado e é um exame considerado de difícil execução.[48,49]

D. Tomografia computorizada (TC)

A tomografia computorizada é um conjunto de imagens obtidas

através de uma técnica sofisticada e de elevada precisão, comparativamente às radiografias planas. Recentemente, a tecnologia da tomografia computadorizada de feixe cônico (TCFC) tem sido utilizada para o diagnóstico odontológico devido ao seu uso específico para a região maxilofacial.[50] A sua principal vantagem é a observação das estruturas ósseas articulares nos planos sagital, coronal e axial,[51] além da possibilidade de manipulação da imagem em diferentes profundidades e reconstrução tridimensional através de software específico. O tempo de exame varia entre 10 e 70s, e a dose de radiação é muito menor em relação à técnica helicoidal.[50, 51]

As principais indicações da TCFC incluem a avaliação estrutural dos componentes ósseos da ATM, que determina com precisão a localização e a extensão das alterações ósseas: fraturas, neoplasias e anquilose; alterações erosivas, degenerativas, pseudocísticas e osteofíticas (Fig. 6); presença de remodelação óssea assintomática; avaliação de condições pós-cirúrgicas; hiperplasia dos processos condilar, coronoide e estiloide; persistência do forame de Huschke; bem como calcificação intra-articular decorrente de condromatose sinovial ou artrite metabólica.[52]

- Erosão: uma área local com diminuição da densidade da superfície cortical da articulação e do osso subcortical adjacente
- Achatamento: remodelação regressiva ou progressiva do osso, com perda da convexidade ou concavidade do contorno e com uma superfície bem definida
- Osteófito: um crescimento ósseo marginal na parte anterior do

côndilo

- Pseudocisto subcondral: uma área radiolucente bem definida por baixo de uma linha cortical intacta da superfície articular
- Concavidade: uma concavidade no contorno ósseo, com um revestimento bem definido de osso compacto
- Calcificação: uma área calcificada nos tecidos moles fora da margem

óssea

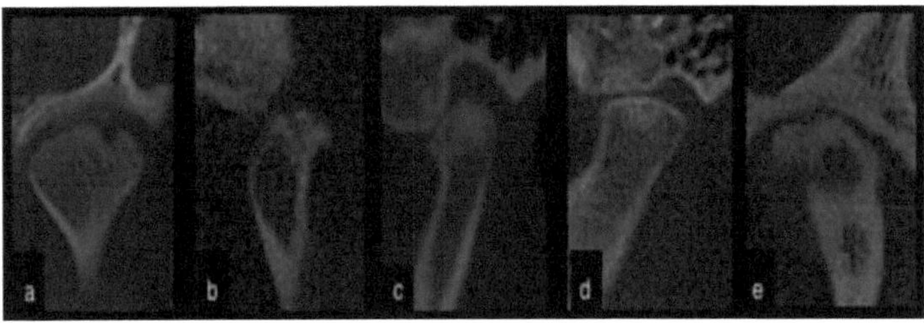

Fig. 6: Avaliação por tomografia computorizada de feixe cónico (CBCT) de diferentes ATMs nas vistas coronal (a, e) e parassagital (b-d). (a) Vista coronal mostrando erosão extensa. Note-se a presença de esclerose óssea, irregularidades corticais e formação andosteofítica em (b), (c) e (e)

Os tecidos duros, os dentes e os ossos são bem demonstrados e medidos na sua condição morfológica real, com o mínimo de ruído e artefactos. No entanto, são fornecidos poucos pormenores sobre os tecidos moles e não é possível avaliar o disco articular.[53]

As desvantagens significativas são o custo do exame e a exposição a níveis significativos de radiação em comparação com as técnicas radiográficas convencionais.[53,54]

E. Imagem por Ressonância Magnética

A Ressonância Magnética (RM) tem sido o método de eleição para estudar processos patológicos que envolvem os tecidos moles da ATM,[54,55] como o disco articular, ligamentos, tecidos retrodiscais, conteúdo sinovial intracapsular, músculos mastigatórios adjacentes, bem como a integridade cortical e medular dos componentes ósseos (Fig. 7).

A técnica permite a análise tridimensional nos planos axial, coronal e sagital. É considerada o padrão ouro para avaliar a posição do disco e é altamente sensível para alterações degenerativas intra-articulares.[55]

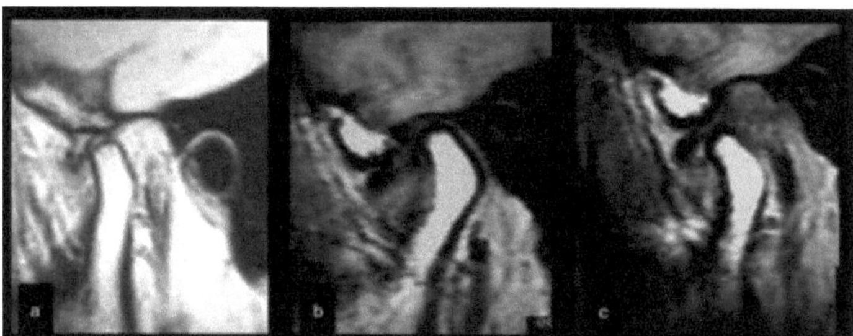

Figura 7: Diferentes avaliações de RM que revelam uma deslocação anterior do disco articular, sem redução nas vistas parassagitais

As condições clínicas que sugerem a sua utilização incluem sintomas persistentes de dor articular ou pré-auricular, presença de ruídos de estalido e crepitação, alterações funcionais como projecções laterais do côndilo durante a abertura da boca, subluxações e luxações frequentes, limitação do movimento de abertura da boca com rigidez terminal, suspeita de processos neoplásicos e presença de sintomas osteoartríticos ou osteoartrose assintomática.[55]

Os protocolos deste teste de diagnóstico incluem normalmente o registo na posição MHI (máxima intercuspidação habitual) e MMO (máxima abertura da boca), utilizando T1, T2 e densidade protónica (PD) ponderados, nos planos sagital e coronal.[56]

T1- A temporização das sequências de impulsos de radiofrequência utilizadas para criar imagens que realçam o tecido adiposo no corpo.

T2- A temporização das sequências de impulsos de radiofrequência utilizadas para criar imagens que realçam a gordura e a água no corpo.

Numa imagem de densidade de protões (PD), a magnetização do tecido, a intensidade do sinal de radiofrequência e o brilho da imagem são determinados pelo conteúdo de protões (hidrogénio) do tecido. Os tecidos que são ricos em protões produzem sinais fortes e têm um aspeto brilhante.

Com as imagens ponderadas em Tl é possível obter um excelente detalhe anatómico; a densidade protónica resulta numa resolução espacial satisfatória das lesões discais articulares, sendo uma excelente escolha para a avaliação das deslocações discais mediais e laterais.[55] As imagens ponderadas em T2 registam a presença de derrame articular e edema ósseo medular.

As principais vantagens incluem a deteção de alterações nos tecidos moles, necrose, edema, presença ou ausência de invasão e ausência de exposição a radiação ionizante.[54, 55,56]

A RM também está indicada para avaliar a integridade e a relação anatómica das estruturas neurais, que, quando comprimidas por processos tumorais ou vasculares, podem produzir dor orofacial por desmielinização e desaferentação.

Suas desvantagens estão relacionadas ao alto custo e à necessidade de instalações sofisticadas. É contraindicado em pacientes claustrofóbicos, portadores de marca-passos e válvulas cardíacas metálicas, corpos estranhos ferromagnéticos e gestantes.[55, 56]

C. Ultrassonografia

A utilização do exame de Ultrassonografia, especialmente por equipamentos de imagem de alta resolução, pode ser uma opção útil na avaliação da posição do disco nas desordens internas da ATM.[57] Embora apresente considerável sensibilidade diagnóstica, sua especificidade é insuficiente para identificar osteoartrose. Os achados relacionados às alterações morfológicas mostram que o método ainda não possui precisão para o diagnóstico morfológico do disco cortical e articular. Entretanto, o método é capaz de identificar derrame em pacientes com quadro inflamatório associado à dor, verificado pela RM.[57]

Mesmo com limitações, pode se tornar uma opção útil para o estudo inicial das disfunções internas da ATM, principalmente em pacientes com contra-indicações à RM. Além disso, é menos dispendiosa, permite a visualização em tempo real sem o uso de radiação ionizante, é rápida e confortável.[57]

A avaliação ultrassonográfica é comumente utilizada no diagnóstico diferencial de alterações glandulares e de estruturas adjacentes, como a ATM e o músculo masseter. Os sintomas presentes nos casos de sialoadenite e sialolitíase podem ser confundidos com síndrome de Eagle, DTM, dor miofacial, dor nervosa e outras condições de dor orofacial.

Outra indicação da avaliação ultra-sonográfica é a correta localização dos espaços articulares para terapias infiltrativas, artrocentese e viscosuplementação. Ela mostra, de forma dinâmica e em tempo real, a localização dos componentes articulares, proporcionando lubrificação e lavagem adequadas, que são verificadas pelo aumento do espaço articular após o tratamento.[58]

DISPOSITIVOS TECNOLÓGICOS NO DIAGNÓSTICO DA TMDS

O tema da utilização de dispositivos electrónicos de diagnóstico como instrumentos de diagnóstico adjuvantes para os doentes com dor orofacial foi controverso durante muitos anos, e continua a sê-lo atualmente. Os três principais tipos de dispositivos são os aparelhos de eletromiografia (EMG), os rastreadores do movimento da mandíbula e os gravadores de som da articulação (sonografia ou vibratografia). Todos eles têm sido utilizados durante muitos anos em estudos de investigação sobre as funções normais e anormais dos maxilares.[59]

1. Eletromiografia (EMG)

A eletromiografia (EMG) é o estudo da função muscular através da análise dos sinais eléctricos produzidos durante as contracções musculares.[60] A EMG é um instrumento não invasivo utilizado para medir a atividade muscular através da colocação de eléctrodos de superfície na pele sobre o músculo (Fig. 8). Os operadores utilizam normalmente a EMG para determinar o momento das contracções musculares, analisar o padrão de contração muscular em função do movimento do corpo e investigar o processo de fadiga muscular.[60, 61] A base teórica subjacente à EMG no diagnóstico das DTM é a crença de que um músculo doloroso com espasmo tem um elevado potencial elétrico detectado por meio da EMG. No entanto, uma vez que a maioria dos sintomas de dor, como a dor miofacial e a mialgia mediada centralmente, não resultam de mioespasmo, a associação absoluta entre dor muscular e elevada atividade muscular EMG é questionável. Uma pequena quantidade de provas experimentais sugere um aumento duradouro da atividade EMG em participantes humanos durante uma dor muscular experimental contínua.[62]

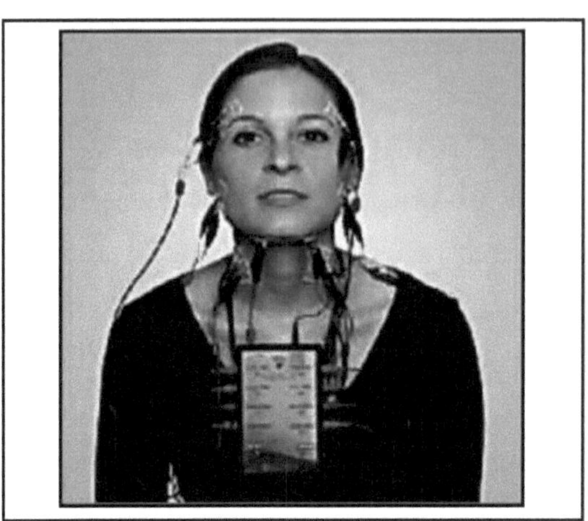
Figura 8: Eletromiografia (Foto cortesia: SIDEX)

Desde a introdução da EMG na medicina dentária no início da década de 1950,[6] 3 a sua utilização no estudo dos músculos mastigatórios tem vindo a ganhar popularidade gradualmente. Os investigadores demonstraram a eficácia da EMG na determinação do comprometimento dos músculos mastigatórios, bem como de anormalidades e alterações nos padrões motores dos músculos mastigatórios e cervicais. Além disso, os profissionais utilizaram a EMG para avaliar a melhoria destes padrões motores após o tratamento. No entanto, as suas propriedades psicométricas (fiabilidade, validade e capacidade de resposta), bem como a precisão da EMG como ferramenta de diagnóstico de DTM, têm sido tópicos de intenso debate na literatura.[63]

De acordo com Goldstein,[64] Os testes EMG nos músculos mastigatórios permitem aos investigadores comparar a função muscular anormal e normal, demonstrar a melhoria ou perda da função muscular e quantificar a função muscular com dados objectivos.

Klasser e Okeson referiram:[65] A EMG, quando utilizada meticulosamente e num ambiente adequadamente controlado, pode aumentar o nosso conhecimento sobre a atividade muscular e contribuir para a nossa compreensão das DTM e facilitar o seu tratamento.

Embora a literatura contenha várias revisões relativas à utilidade diagnóstica da EMG nas DTM,[63, 64, 65] não foram publicadas até à data quaisquer revisões sistemáticas em que os investigadores tenham avaliado a evidência científica relativa à utilização da EMG no diagnóstico das DTM. O diagnóstico de DTM é baseado em sinais e sintomas, e a dor relatada é subjectiva. O aumento ou diminuição da atividade muscular não é sinónimo de DTM. Como a interpretação dos valores EMG é complexa e os dados EMG brutos não têm significado quando se comparam participantes, não existem padrões claros para determinar os valores de corte EMG para distinguir participantes saudáveis de participantes com patologia.

Os investigadores e os clínicos não podem utilizar a EMG isoladamente para diagnosticar a hiperatividade dos músculos. No entanto, a utilização da EMG pode melhorar a nossa compreensão de deficiências como padrões anormais de contração, alterações do início da atividade muscular e aumento da fadiga muscular, que estão presentes em condições músculo-esqueléticas dolorosas.[64]

2. T-Scan

As relações oclusais normais e as relações articulares entre os maxilares asseguram uma distribuição equilibrada das forças geradas nos mesmos durante a mastigação. Quaisquer contactos oclusais prematuros e interferências ocluso-articulares provocam traumas oclusais que podem induzir alterações nos tecidos de suporte dos dentes (mucosa, tecidos periodontais e osso), nos músculos da mastigação e na ATM.[66]

Maness et al. desenvolveram um sistema computorizado conhecido como T-scan que pode registar as forças oclusais de forma fácil e conveniente.[66] A evolução da tecnologia T-scan ao longo dos últimos 30 anos começou com o T-scan I em 1984, depois o T-scan II para Windows em 1995, o T-scan III (versões de software 5, 6 e 7) em 2004, mais tarde com o desenvolvimento do registo Turbo em 2008, até à versão de 2014 conhecida como T-scan 8 (Tekscan Inc., South Boston, MA, EUA). O modelo de peça de mão T-scan foi atualizado em 2015 como T-scan Novus (versão de software 9.1) e a última atualização foi a versão de software T-scan v10 introduzida em 2018.[67]

O T-scan é constituído por uma pega de registo, um suporte do sensor, sensores HD e uma porta USB para ligação ao computador/laptop (Fig. 9). A conceção estrutural do sensor HD consiste em duas camadas de Mylar que envolvem uma grelha de linhas e colunas de tinta resistiva impressa entre elas. Os sensores são fabricados em dois tamanhos: grandes para arcadas dentárias mediolaterais largas e antero-posteriores longas e pequenos para arcadas dentárias mediolaterais finas e antero-posteriores curtas.[66]

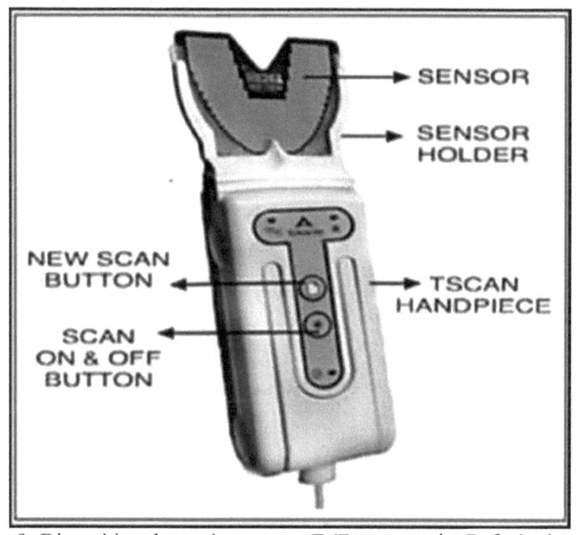

Figura 9: Dispositivo de varrimento em T (Foto cortesia: Referência n.º 66)

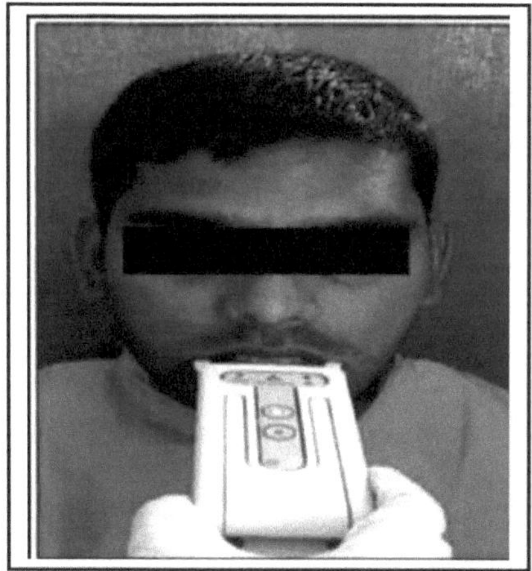

Figura 10: Paciente a morder o sensor para registar diferentes movimentos funcionais da mandíbula (Foto cortesia: Referência n.º 66) 43

As características do sistema T-scan são as seguintes

- **Registo turbo**: O sistema T-scan III permite ao médico registar o rastreio de sensores incrementais num curto espaço de tempo de 0,003 s.
- **Forças anómalas**: As forças anómalas são contactos dentários individuais com uma força relativa elevada em qualquer momento durante um encerramento mandibular.
- **Tempo individual do dente**: O tempo do dente selecionado mostra a sua força individual num gráfico de força versus tempo para comparação com outros dentes.
- **Integração do T-scan III com um sistema de eletromiografia**: O sistema T-scan III pode ser ligado através da integração de software com o sistema de eletromiografia.

O sistema T-scan (Tekscan Inc.) identifica com precisão a localização dos contactos oclusais prematuros que nem sempre são visualizados por observação clínica direta ou com marcações de fita de tinta. O sistema T-scan permite ao clínico avaliar quantitativamente os contactos oclusais durante o movimento mandibular contínuo e pode também fornecer informações funcionais sobre a oclusão, como a OT e a DT.[68]

O OT (A-B) é o tempo decorrido em segundos, medido desde o primeiro contacto dentário até ao último contacto dentário, à medida que o doente fecha todos os dentes em conjunto, desde a abertura total (sem contacto dentário) até ao início da intercuspidação estática (o incremento A-B). A intercuspidação estática ocorre sempre antes de o doente atingir os níveis de força de intercuspidação máxima (MIC). Foi considerado ideal quando a OT tem uma duração ≤0,2 s.

O TD (C-D) é o tempo decorrido em segundos, medido desde o início de um movimento excursivo feito numa direção (direita, esquerda ou para a frente) com todos os dentes em completa intercuspidação até que apenas os caninos e/ou incisivos estejam em contacto.[69] A TD pode ser medida em todos os três diferentes movimentos excursivos mandibulares. Estudos demonstraram que a TD prolongada pode ser um instigador da hiperatividade dos músculos excursivos e dos sintomas musculares da DTM.

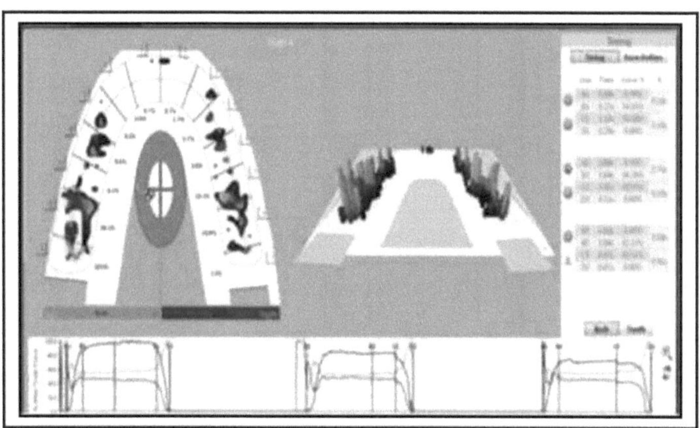

Fig. 11: Vista tridimensional da análise oclusal

(Foto de cortesia: Referência nº 66)

O procedimento de ajuste oclusal guiado por T-scan (Tekscan Inc.)

com o objetivo terapêutico primário de diminuir o tempo necessário para que todos os pré-molares e molares se separem uns dos outros durante as excursões mandibulares (conhecido como redução do DT, <0,4 s/excursão) demonstrou ser bem sucedido no tratamento de pacientes com dor miofacial. O encurtamento do DT pode ser realizado com a enameloplastia de desenvolvimento de orientação anterior completa imediata (ICAGD) ou por um procedimento adicional realizado com o auxílio de uma análise oclusal computorizada que regista medições em tempo real dos movimentos de excursão como filmes de força dinâmica.

Em 2014, foi realizado um estudo por Prafulla Thumati em 51 pacientes, para avaliar o efeito da redução do DT em excursões laterais em pacientes com síndrome de disfunção da dor miofacial (SDMF). Os resultados indicaram claramente que o protocolo ICAGD reduz os sintomas de base músculo-esquelética dos pacientes com MPDS, e este protocolo pode revelar-se benéfico para o sucesso do tratamento clínico.[70]

Um estudo recente foi feito por Dzingute et al. em 44 pacientes com DTM usando o sistema de análise oclusal computadorizado T-scan II. A oclusão do paciente e os parâmetros oclusais estáticos, tais como o centro da força oclusal, o índice de assimetria da força oclusal máxima e a OT, foram registados. Os resultados mostraram a existência de uma relação entre as DTM e os parâmetros estáticos de oclusão. Os valores da distância do centro da força oclusal e do índice de assimetria da força oclusal nos pacientes com DTM com dor na ATM foram significativamente mais elevados do que no grupo de controlo.[71]

3. Seguimento da mandíbula

O registo do sistema mandibular tem sido feito por gnatologistas para a compreensão da função normal do sistema estomatognático e também para o diagnóstico e tratamento de doenças das ATMs, como as desordens temporomandibulares (DTMs). Este sistema tem sido analisado há muitos anos, mas os métodos utilizados registam pontos estatísticos ou posições individuais da mandíbula (por exemplo, protrusão, excursão, etc.). Há mais de um século que foram desenvolvidos vários dispositivos para registo e análise do movimento mandibular.

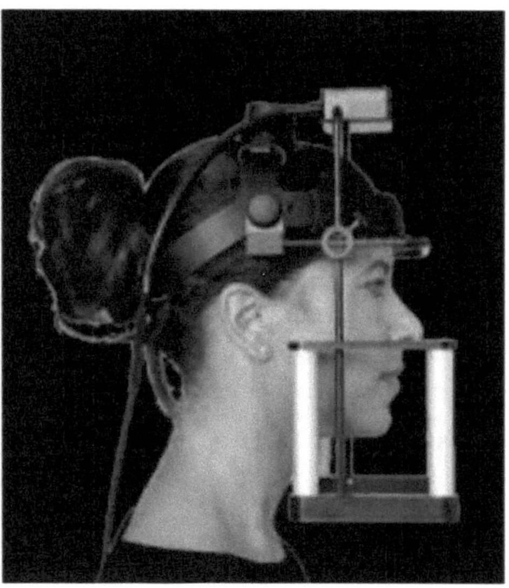

Fig 12: Dispositivo de rastreio 3D da mandíbula (Foto cortesia: Bio Research JT - 3D)

Os métodos gráficos foram utilizados desde cedo por Ulrich e Walker, sendo os movimentos da mandíbula registados com um estilete numa placa fixada ao maxilar superior ou à cabeça[72] . Os métodos fotográficos também parecem ter sido utilizados nos primeiros anos; Luce[73] fotografou o reflexo da luz solar em contas colocadas em frente aos côndilos. Posselt[74] estudou o movimento dos côndilos através de radiografia de perfil. A cinematografia foi utilizada pela primeira vez por Thourén (1914)[75] e esta técnica foi posteriormente aperfeiçoada por Hildebrand (1931) que, utilizando espelhos, conseguiu obter registos simultâneos em dois planos. A utilização da roentgenografia no estudo do movimento mandibular parece ter sido introduzida pela primeira vez por Sicher (1929), que relatou ter sido capaz de examinar posições da mandíbula através de registos roentgen comuns. Uma técnica semelhante, que também incluía roentgenogramas estereoscópicos e análise fotogramétrica, foi utilizada mais tarde por Lindblom (1960). Hildebrand utilizou a fluoroscopia juntamente com a quimografia de roentgen e registou o padrão de movimento da mandíbula sob a forma de quimogramas que mostram os movimentos condilares em diferentes planos. Os primeiros estudos dos movimentos mandibulares com o auxílio da Cineroentgenografia foram realizados por Klatsky (1939). O seu aparelho baseava-se no princípio do registo cinematográfico direto da imagem fluoroscópica. Zola e Rothchildlo seguiram os movimentos mandibulares com um thesiógrafo condilar. 6[7, 77, 78]

3. a) Métodos que utilizam dispositivos mecânicos

Hesse (1897) utilizou uma agulha intra-oral, colocada no espaço após a perda de um primeiro molar inferior, fazendo impressões num disco de ebonite no maxilar superior. Em 1957, Stuart introduziu um aparelho para fins de rastreamento da mandíbula, que se baseava nos princípios de um pantógrafo. O instrumento era constituído por uma série de hastes dispostas em forma de paralelogramo. Consistia em seis estiletes de registo e placas de registo colocadas em ângulos rectos entre si à volta do crânio. Este foi o único estudo realizado em 1986 que comparou os movimentos da mandíbula registados por dois pantógrafos diferentes. Donaldson et al. determinaram que os movimentos mandibulares com uma diferença média de <0,1 mm foram registados por estes pantógrafos. Messerman, em 1969, apresentou o Case of Gnathic Replicator, que era capaz de medir os movimentos tridimensionais da mandíbula em todos os seis graus de movimento da mandíbula. Utilizando a caixa replicadora gnática, Gibbs et al. apresentaram um estudo do movimento da mandíbula e das relações maxilomandibulares durante a mastigação. O mesmo equipamento foi também utilizado para medir os ângulos de aproximação do ciclo mastigatório.[79,80]

3. b) Métodos fotográficos

Luce introduziu pela primeira vez um método fotográfico com uma única câmara e uma placa fotográfica fixa. Ulrich, Walker e Munzesheimer[81] também utilizaram o método fotográfico. Estes investigadores utilizaram indicadores luminosos autoluminosos ou intermitentes com a forma de bolas de metal polido colocadas num arco facial, nos dentes anteriores, nos molares e no ângulo da mandíbula.

Para registar os movimentos, os indicadores eram expostos a uma forte luz solar ou a uma luz de magnésio. Em 1914, Thouren introduziu um outro método, que incluía a fotografia utilizando um conjunto de placas fotográficas sucessivas - a cinematografia. Em 1931, Hildebrand postulou que, para melhorar a cinematografia, era necessário ter em consideração as duas circunstâncias seguintes: Um indicador deve ser pequeno, leve e o menos obstrutivo possível, e a colocação do indicador deve ser tal que torne possível o cálculo mais expedito das curvas reais do movimento. Os movimentos condilares foram estudados por meio de cinematografia. Como ponto de referência, os autores utilizaram um pino colocado diretamente no côndilo mandibular. Os movimentos desse pino foram detectados e equiparados aos movimentos de um pino fixado nos incisivos inferiores. Para a obtenção de registos tridimensionais, foram utilizadas três câmaras de filmar em funcionamento sincronizado.[81,82]

O último método fotográfico a mencionar é a fotoantropometria, desenvolvida por Rudd e introduzida em 1969. A técnica dependia da utilização de um dispositivo ótico - um prisma divisor de feixe - ligado à lente de uma câmara de filmar. Para referência, foram fixadas esferas indicadoras fluorescentes em estruturas feitas para os maxilares superior e inferior. Estas esferas, revestidas com tintas fluorescentes, encontravam-se na linha média, lateralmente ao primeiro molar direito e no eixo alto direito. A fotografia foi realizada numa sala escura com a utilização de radiação ultravioleta para produzir fluorescência.

3. c) Métodos Roentgenográficos

Em 1939, Klatsky introduziu a cinefluorografia (cineradiografia) - a realização de um registo cinematográfico da imagem vista num ecrã fluoroscópico. Em 1953, Jankelson melhorou a técnica cinefluorográfica, sincronizando a excitação do tubo de roentgen com o obturador da câmara, de modo a que os raios roentgen atingissem o doente apenas durante os instantes em que o obturador da câmara estivesse aberto, obtendo assim a maior duração de exposição da película sem exceder um determinado limite de radiação.[83] Em 1956,

Berry e Hofmann começaram a utilizar um aparelho intensificador de imagem, que substituiu o vulgar ecrã fluorescente e foi capaz de converter o brilho da imagem 800 a 1000 vezes. Em 1989, Tobey e Lincks introduziram o método videofluoroscópico para estudar a função motora oral em termos de mastigação, deglutição e fala num grupo de pacientes com defeitos maxilares. Foram utilizados indicadores colocados nas próteses obturadoras. Verificou-se que todas as reconstruções protéticas eram suficientemente estáveis durante a função. Em 1992, Palmer et al. utilizaram a videofluoroscopia em simultâneo com a EMG para estudar a coordenação da mastigação, o transporte oral e a deglutição durante a ingestão de alimentos de teste com diferentes consistências e líquidos.[84]

3. d) Métodos electrónicos e telemétricos

Neil (1967) incorporou transmissores de rádio em miniatura numa prótese mandibular.

As extremidades abertas do circuito eram formadas por cúspides metálicas isoladas dos dentes do primeiro molar. O transmissor era ligado quando ocorria a condução entre essas cúspides através da cúspide metálica dos dentes opostos. O estudo mostrou que o número de contactos dentários registados era maior no lado não mastigador do que no lado mastigador. Estes contactos ocorriam de forma aleatória e aumentavam de frequência à medida que a sequência de mastigação prosseguia.[85] Glickman et al. (1968) conseguiram uma maior miniaturização com o desenvolvimento do interrutor multicamada. Este sistema permitiu que um transmissor registasse três posições oclusais diferentes, permitindo a cada contacto uma frequência diferente. Gilling apresentou o mandibulógrafo fotoelétrico.[86] O aparelho era constituído por uma haste mandibular, uma luz fixada nas superfícies vestibulares dos incisivos inferiores e fotocélulas colocadas numa estrutura. Todas as fotocélulas estavam dispostas em três conjuntos com seis células em cada um: Um conjunto detectava os movimentos de abrir-fechar, depois os de esquerda-direita e um terceiro os de anterior-posterior. Através de mudanças de posição da fonte de luz, este sistema detectava o movimento, excluindo a ligação direta entre os maxilares e o aparelho de registo. Assim, os movimentos dos maxilares do sujeito não eram limitados e eram registados em três dimensões.

3. e) Magnetometria

Em 1974, Lewin et al. introduziram um método de registo, utilizando um pequeno íman fixado labialmente entre os incisivos centrais da mandíbula.[87] Neste dispositivo, três pares de transdutores, fazendo uso do "efeito Hall" descoberto por Hall em 1879, foram montados numa estrutura plástica retangular localizada a uma distância fixa do íman com a mandíbula na posição de repouso. Os transdutores produziam sinais de polaridade e magnitude variáveis à medida que o pólo magnético se movia em conjunto com o movimento da mandíbula. Em 1985, Maruyama et al. descreveram o Sistema de Análise Sirognatógrafo (SGG/AS), que foi desenvolvido através da união do Sirognatógrafo com um computador pessoal.[88] O SGG rastreou a posição do íman fixado na face vestibular do incisivo mandibular com oito sensores magnéticos.

3. f) O cinesiógrafo mandibular (MKG)

Em 1975, foi introduzido por Jankelson um outro sistema de magnetometria - o MKG. Trata-se de um instrumento concebido para a investigação e o diagnóstico da função/disfunção mandibular. Regista eletronicamente os movimentos dos pontos incisivos da mandíbula em três dimensões. A medição da velocidade vertical também é efectuada através da diferenciação do sinal da posição vertical.[89]

3. g) Métodos opto-electrónicos

Em 1977, Karlsson descreveu um sistema optoelectrónico de registo de movimentos.[90] Consistia em díodos emissores de luz (LED), um detetor sensível à posição numa câmara e um computador com uma interface de câmara. Utilizando duas câmaras colocadas perpendicularmente uma à outra, era possível calcular as coordenadas tridimensionais de um movimento. Para os registos, um díodo foi colocado entre os incisivos inferiores. O díodo de referência foi colocado na testa. Assim, foi possível excluir os movimentos da cabeça por subtração na análise dos dados.

Em 1985, foi concebido outro sistema optoelectrónico (JAWS-3D) para monitorizar os movimentos funcionais de qualquer ponto mandibular por Mesqui e Palla.[91] O sistema consistia em três câmaras com dispositivos de carga acoplada que registavam a posição de seis LEDs montados em duas estruturas triangulares fixadas às arcadas dentárias superior e inferior por meio de talas metálicas feitas à medida. A estrutura de alvo superior compensava os movimentos da cabeça. O novo sistema optoelectrónico denominado "mac reflex" foi descrito por Hamborg e Karlsson em 1996.[92] Este equipamento é composto por três unidades básicas: Duas câmaras de vídeo com uma lente de deteção sensível à luz infravermelha, um processador de vídeo e um pacote de software num computador Macintosh. O equipamento provou ser fácil de utilizar numa situação clínica, uma vez que era preciso e a interferência com os tecidos orais era mínima.

Os sistemas de rastreio de movimentos baseados em tecnologia optoelectrónica tornaram-se o método preferido para estudar os movimentos da mandíbula devido às suas vantagens operacionais e de precisão em relação aos outros métodos. Avanços recentes incluem um dispositivo sem fios de seguimento do movimento mandibular e um sistema optoelectrónico de aquisição de dados capaz de analisar, através de computação gráfica, o comportamento espacial em tempo real de toda a mandíbula durante a abertura e o fecho da boca, sem restrição de qualquer movimento.

3. h) Estereografias

Este sistema proporciona um meio mais simplificado de estabelecer com exatidão as definições do articulador para um trabalho técnico preciso. Quatro pinos embutidos na embraiagem superior permitem a moldagem intra-oral dos movimentos dos bordos em acrílico macio adicionado à embraiagem inferior. Estas gravações intra-orais fornecem um registo tridimensional permanente dos movimentos guiados da mandíbula e são depois utilizadas para gerar as características condilares equivalentes no articulador da ATM guiado por estas gravações intra-orais.[93] A distância intercondilar no articulador é ajustada de forma a ser igual à do paciente e os registos estereográficos da embraiagem intra-oral são fixados no articulador da ATM. As fossas articulares direita e esquerda são moldadas em resina acrílica, permitindo que o articulador siga as gravações nas garras intra-orais. Desta forma, são feitas moldagens condilares permanentes que incorporam a inclinação condilar, o deslocamento lateral progressivo e imediato à distância intercondilar correcta.[94]

As vantagens do sistema estereográfico incluem: os registos intra-orais são utilizados para captar o movimento dos bordos do paciente, que são facilmente transferidos para a montagem do articulador no laboratório. Os registos intra-orais podem ser utilizados para gerar análogos da fossa condilar e movimentos do articulador. Estes análogos tornam-se características específicas do articulador para cada doente, incorporando pormenores da inclinação condilar e do deslocamento lateral que são determinados por traçados extra-orais.

As desvantagens desta técnica incluem erros do operador, erros na moldagem de análogos da ATM no laboratório e a incapacidade do operador para observar as hastes de corte, uma vez que estas são obscurecidas pelas embraiagens enquanto são guiadas pela moldagem do arco gótico na embraiagem oposta.

3. i) Axiografia

Ao localizar o eixo condilar e, em seguida, traçar com precisão os movimentos desse eixo tridimensionalmente, o padrão de movimento de cada côndilo pode ser analisado. Com a axiografia, a função mandibular pode ser analisada em relação ao eixo da dobradiça condilar e às relações oclusais e até a compressibilidade do disco pode ser medida.

O procedimento de registo axiográfico inclui o seguinte:[95]

- Fixação da embraiagem: A embraiagem é preenchida com gesso de impressão e assente nas superfícies oclusais/incisais e pressionada firmemente sobre os dentes inferiores.
- Preparação e colocação do arco do analisador: Os braços laterais do arco são ajustados sobre as orelhas. O primeiro ponto de referência é fixado ao nível da margem infra-orbital.
- Colocação do arco do braço de registo: Os parafusos verticais são ajustados de modo a que os braços fiquem paralelos aos berços e o ajuste horizontal é calibrado para zero.
- Localização do eixo da dobradiça: Uma das mãos do operador é colocada sob o queixo do doente e a outra mão é colocada no topo da cabeça do doente. A mandíbula é movida para cima e para baixo na posição de dobradiça terminal. Os braços de registo são ajustados até que a ponta da caneta não arqueie, mas permaneça estacionária no papel gráfico. O ponto do eixo é marcado.
- Registo dos movimentos: A caneta sem registo é substituída por uma caneta de registo. Para registar o movimento de abertura, pede-se ao doente que abra ao máximo e repete-se o movimento três vezes. Em seguida, o movimento protrusivo é registado da mesma forma, a partir do ponto do eixo da dobradiça.

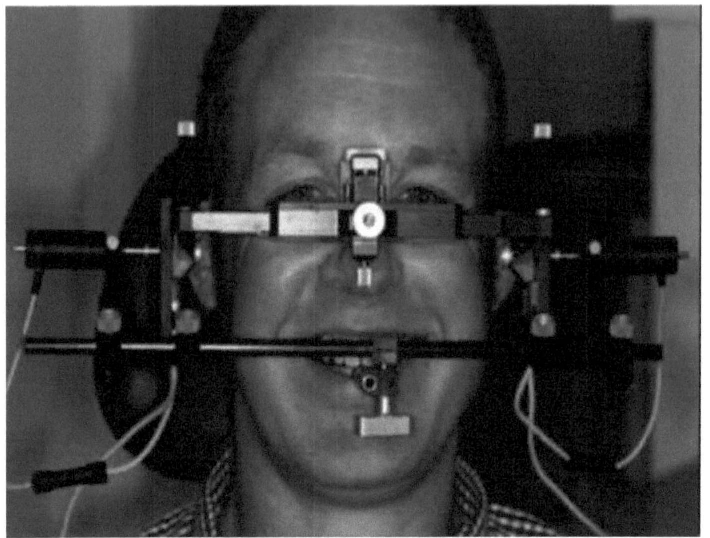

Figura 13: Axiografia (Foto cortesia: Referência nº 95)

3. j) Análise computorizada dos movimentos mandibulares

Este sistema digital foi concebido para analisar e duplicar o movimento da mandíbula de uma forma precisa. O hardware é constituído pelos seguintes componentes: Um sensor que detecta os movimentos em todas as direcções, um gravador analógico que armazena os dados incrementais processados a partir do módulo eletrónico, um duplicador que recebe impulsos do módulo eletrónico, um computador sigma 2 utilizado para contar e armazenar os impulsos incrementais do módulo eletrónico e um plotter digital utilizado para a visualização gráfica do movimento mandibular.[96]

3. k) Articulografia electromagnética (EMA)

Este dispositivo mede as deslocações da estrutura em tempo real, bem como a acústica e a mecânica da fala através de um microfone ligado ao sistema de medição. Dispõe de bobinas transmissoras que determinam campos magnéticos para recolher informações sobre os movimentos dos sensores situados em diversas estruturas (língua, palato, boca, incisivos, pele, etc.). Após a medição, a informação é transmitida a um computador e lida para visualizar o registo dos movimentos mandibulares registados pelo EMA.[97]

3. l) Rastreio de radionuclídeos monitorizado por computador

É descrita uma nova técnica para o registo tridimensional do movimento mandibular de uma pessoa. Uma fonte radioactiva pequena e inofensiva é fixada na pele do paciente no ponto de interesse ou selada numa cavidade dentária. Utilizando a colimação adequada, o movimento da fonte pontual é registado através de uma câmara gama e de um minicomputador. O armazenamento a longo prazo num dispositivo magnético permite a reprodução, a câmara lenta e a análise de dados através da utilização de linguagens informáticas sofisticadas. As gravações simultâneas com duas câmaras, ou a pós-sincronização de duas vistas diferentes de uma experiência, permitem a restituição tridimensional dos movimentos mandibulares. A sobreposição de uma grelha de pontos radioactivos espaçados a intervalos medidos durante o registo permite uma calibração simples do movimento do paciente. Este método oferece uma ferramenta poderosa de interesse geral para o rastreio de eventos dinâmicos em muitos domínios, como a disfunção da ATM e as técnicas de restauração protética.[98]

GESTÃO DA TMD

O tratamento das DTMs varia de acordo com a etiologia e a gravidade da lesão e pode ser dividido em não invasivo, minimamente invasivo e invasivo, todos com o objetivo de aliviar os sintomas e reparar ou substituir as estruturas patológicas da ATM. Na maioria das vezes, é aplicada uma combinação destes tratamentos numa tentativa de abordar tanto a causa potencial como os sintomas resultantes da DTM. Para os pacientes que procuram tratamento para os sintomas da DTM, foi estabelecido que as modalidades não invasivas devem ser exploradas em primeiro lugar. Todo o tratamento inicial deve ser conservador, reversível e não-invasivo. No entanto, a natureza complicada da ATM, juntamente com a natureza debilitante da doença em estágio avançado, criou uma demanda por soluções mais invasivas.[99, 100, 101]

Os objectivos do tratamento das DTM incluem a diminuição da dor, a diminuição da pressão ou carga adversa sobre as articulações do maxilar, o restabelecimento da função do maxilar e das actividades diárias normais. Abordagem multidisciplinar Uma equipa constituída por dentistas, ortodontistas, psicólogos, fisioterapeutas, neurofísicos e médicos trabalha em conjunto para tratar o estado do doente com DTM.[102]

Os tratamentos não invasivos[99] incluem

- Técnicas de auto-cuidado
- Talas oclusais

- Farmacoterapia
- Fisioterapia

- Terapia laser de baixa intensidade
- Estimulação eléctrica nervosa transcutânea (TENS)
- Biofeedback
- Ultrassom
- Fisioterapia
- Acupunctura

Os tratamentos minimamente invasivos incluem as terapias que requerem injecções intra-articulares, artrocentese ou artroscopia. São utilizadas para limpar ou drenar a cavidade articular, para administrar substâncias activas intra-articulares, como medicamentos (AINEs e corticosteróides, compostos biologicamente activos ou para melhorar a lubrificação (ácido hialurónico).

As terapias clínicas actuais que utilizam injecções intra-articulares são eficazes no alívio da dor numa fase inicial da doença, mas não conseguem aliviar a dor crónica.[99]

- Injeção intra-articular de ácido hialurónico
- Injeção muscular com toxina botulínica
- Artrocentese
- Artroscopia

Os tratamentos invasivos incluem a cirurgia articular aberta (artrotomia), representada pela modificação dos componentes da articulação ou pela substituição completa de toda a articulação por próteses autógenas ou aloplásticas (artroplastia). Exemplos de casos em que a cirurgia pode ser a única opção incluem a anquilose, a neoplasia, a luxação crónica ou recorrente e as perturbações do desenvolvimento. A comparação dos benefícios entre procedimentos cirúrgicos é difícil, porque, ao contrário dos tratamentos farmacológicos, o controlo com placebo não é possível, por razões éticas.[100, 104]

Em relação aos estágios de Wilkes de desarranjo interno da ATM,

As opções de tratamento variam consoante a gravidade da degeneração. Existem opções não invasivas e minimamente invasivas para os doentes na fase inicial da progressão da DI. Existem opções de reconstrução minimamente invasivas e subtotais para os doentes numa fase intermédia. As substituições totais das articulações, totalmente invasivas, são a única opção atualmente disponível para os doentes em fase avançada de progressão da DI. Infelizmente, no entanto, muitos doentes necessitam de repetir a cirurgia ou de uma cirurgia de seguimento, o que indica que o sucesso a longo prazo desta opção de tratamento é pouco prometedor.[101]

TRATAMENTOS NÃO-INVASIVOS:

TÉCNICAS DE AUTO-CUIDADO:

Um programa de autogestão das DTM pode incluir a identificação, a monitorização e a prevenção das parafunções orais (por exemplo, cerrar os dentes durante o dia, roer as unhas, mastigar pastilhas elásticas), conselhos sobre a higiene do sono, consumo limitado de cafeína, dieta sem dor, automassagem, exercícios terapêuticos, terapia térmica e técnicas de relaxamento, como a respiração diafragmática. Os dados actuais são insuficientes para sugerir se os diagnósticos específicos de DTM requerem ou não modificações no protocolo de autogestão. Para além da gestão inicial, estas estratégias de autocuidado são também da maior importância para dar aos doentes alguma autonomia para controlar os seus sintomas em episódios recorrentes de DTM ou crises.[105, 106]

TALAS OCLUSAIS:

A forma mais comum de tratamento dos dentistas para os distúrbios temporomandibulares é a terapia com talas oclusais. Esta pode ser também designada por aparelho de elevação da mordida, aparelho oclusal ou protetor de mordida. A ideia é proteger os dentes de cargas anormalmente elevadas nos apertadores e ranger de dentes e também reduzir as cargas máximas na ATM, particularmente em pacientes com apertamento/ranger de dentes noturnos.[107]

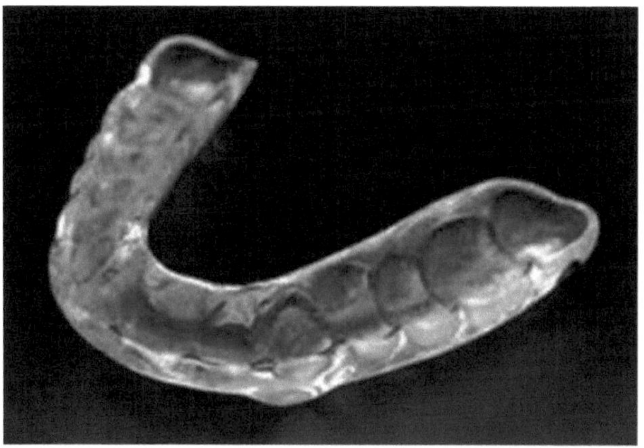

Fig. 14: Tala oclusal (Foto cortesia: Microdent studio)

Os mecanismos de ação como tratamento envolvem o restabelecimento da dimensão vertical da oclusão, o desbloqueio oclusal, a descarga articular, o relaxamento dos músculos mastigatórios ou o reposicionamento da ATM. Os aparelhos oclusais são fabricados em resina acrílica dura ou macia. Ao distrair a oclusão, a contração máxima dos músculos mastigatórios é também evitada, o que teoricamente reduz a dor muscular. Embora existam muitos modelos de talas oclusais disponíveis, as talas mais eficazes são as que são feitas à medida, seguras, confortáveis de usar e que não causam alterações oclusais.[108] . Embora a utilização de ortóteses oclusais seja praticada desde o século XVIII e ainda seja amplamente utilizada, a eficácia deste método continua a ser questionável.[100, 109]

FARMACOTERAPIA:

A farmacoterapia pode ser um auxiliar valioso para o alívio dos sintomas quando prescrita como parte de um programa de gestão abrangente. Não existe um único fármaco que tenha provado ser eficaz em todos os casos de perturbações temporomandibulares.[99] Os médicos que lidam com as perturbações temporomandibulares devem estar bem familiarizados com as diferentes famílias de fármacos, que incluem os anti-inflamatórios não esteróides, os opiáceos, os ansiolíticos, os relaxantes musculares, os tranquilizantes e os antidepressivos. O efeito analgésico dos anti-inflamatórios não esteróides é específico apenas nos casos de perturbações temporomandibulares em que a dor resulta de um processo inflamatório, como a sinovite ou a miosite. Os relaxantes musculares também podem ser prescritos para o tratamento de dores musculares e/ou espasmos. No entanto, os estudos não conseguiram demonstrar que os relaxantes musculares são mais eficazes no alívio da dor do que os AINE. Para melhorar os seus benefícios, os relaxantes musculares são frequentemente utilizados em combinação com os AINE.[101] Os opiáceos são melhor prescritos para dores moderadas a graves durante um curto período de tempo, devido ao seu elevado potencial de dependência. Nas doses clínicas habituais, os opiáceos são mais eficazes para atenuar a resposta emocional do doente à dor do que para eliminar a própria sensação de dor. Na presença de elevados níveis de stress emocional associados a perturbações temporomandibulares, são utilizados agentes tranquilizantes, como as benzodiazepinas ou, menos frequentemente, as fenotiazinas, para ajudar o doente a lidar com o stress, ajudando a reduzir a sua perceção ou reação ao stress. Em doses baixas, os antidepressivos tricíclicos também demonstraram ser benéficos no tratamento da dor orofacial crónica, como acontece frequentemente em casos prolongados de perturbações temporomandibulares. Uma combinação comum de medicamentos é o meloxicam 7,5 mg duas vezes por dia como anti-inflamatório e a amitriptilina 10 mg à noite como forma de tratar o cerramento/bruxismo noturno até ser feita e colocada uma tala oclusal.[99]

FISIOTERAPIA:

A fisioterapia desempenha um papel importante no tratamento das DTM. Esta disciplina terapêutica visa aliviar a dor, reduzir a inflamação e restaurar a função motora utilizando uma vasta gama de técnicas, incluindo a terapia manual (por exemplo, mobilização/manipulações articulares, mobilização de tecidos moles), exercício terapêutico, eletroterapia (por exemplo, terapia laser de baixa intensidade [LLLT], estimulação eléctrica nervosa transcutânea [TENS], ultra-sons terapêuticos, ondas curtas), agulhamento seco (DN) e acupunctura.[110]

TERAPIA LASER DE BAIXA INTENSIDADE:

A TERAPIA LASER DE BAIXO NÍVEL (LLLT), que é classificada como um laser suave, tem uma saída de energia de baixo nível e não afecta a temperatura da pele. O principal efeito do LLLT baseia-se no mecanismo de absorção da luz (Fig. 15). O comprimento de onda deste laser suave varia entre 630 e 1300nm.[111,112]

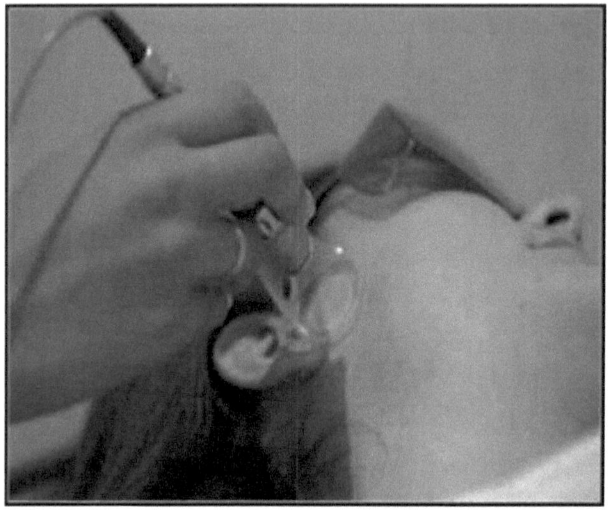

Fig 15: Terapia com laser (Foto cortesia: Referência no. 111)

A LLLT funciona através da fotobiomodulação, que se baseia na ativação metabólica através da estimulação da cadeia respiratória celular nas mitocôndrias que, por sua vez, aumenta a vascularização e melhora o fornecimento de oxigénio nas células hipóxicas. A nível celular, a LLLT liberta protões no citoplasma, o que reduz a permeabilidade do canal aos iões de sódio (Na+) e potássio (K+) e diminui a frequência do potencial de ação.

Embora alguns investigadores tenham atribuído as propriedades analgésicas e anti-inflamatórias da LLLT a um aumento da produção de β-endorfina, as reduções da secreção de histamina e acetilcolina e da síntese de bradicinina, bem como um aumento da produção de trifosfato de adenosina, podem resultar no relaxamento muscular e num aumento da microcirculação sanguínea, acelerando assim a eliminação de catabolitos dos tecidos.[112] As vantagens da LLLT para o tratamento da DI são o facto de proporcionar uma terapia asséptica, não invasiva, indolor, não farmacêutica e sem desconforto pós-operatório. No entanto, a eficácia a longo prazo da LLLT para o tratamento das DTM é limitada.[113]

ESTIMULAÇÃO ELÉCTRICA NERVOSA TRANSCUTÂNEA (TENS)

A estimulação eléctrica nervosa transcutânea é uma modalidade de tratamento rentável, segura e não invasiva para uma série de condições dolorosas.[114] A terapia de estimulação eléctrica nervosa transcutânea consiste fundamentalmente na utilização de um dispositivo que gere uma corrente eléctrica pulsada de baixa tensão sob a forma de uma onda bifásica, simétrica ou assimétrica, ajustada como uma semi-onda quadrada positiva e um pico negativo (Fig. 16). Os eléctrodos são ligados à superfície da pele com o objetivo de descontrair os músculos hiperactivos e aliviar a dor (Fig. 17). Existem vários dispositivos TENS disponíveis no mercado, mas não existe um mecanismo de normalização. Os eléctrodos podem ser à base de silicone, com mecanismo de aplicação em gel ou autoadesivo. São colocados na origem da dor ou perto do local de maior dor, dentro do mesmo dermátomo, miótomo e/ou pontos de gatilho miofaciais. Podem também ser colocados no trajeto dos nervos periféricos para reduzir ainda mais a dor e/ou manter um ambiente sem dor.[114]

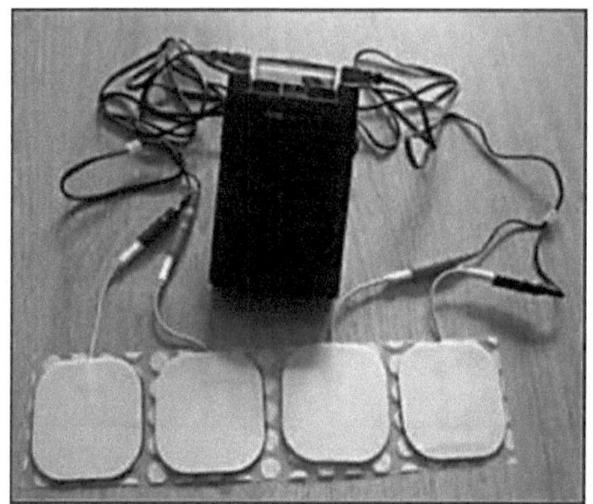

Figura 16: Unidade TENS (Foto cortesia: Knezevic M, Guillermo M, Vicente M, Francisco G, Dominguez S, Petrovic S, Petrovic D. Physical rehabilitation treatment of the Temporomandibular pain dysfunction syndrome. Med Biol. 2008;15(3):113-8).

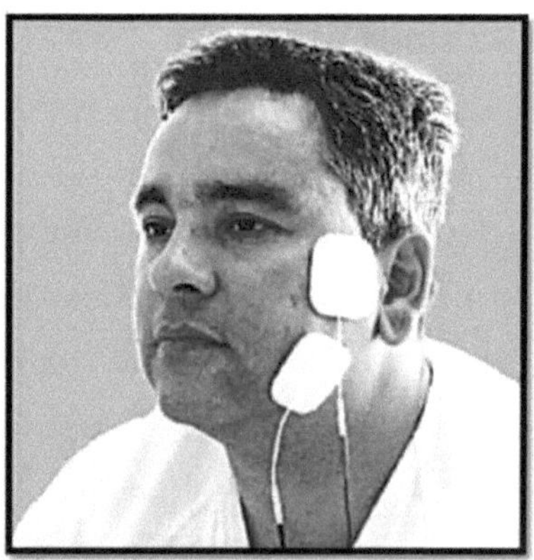

Figura 17: Colocação de eléctrodos TENS ((Foto cortesia: KnezevicM,

Guillermo M, Vicente M, Francisco G, Dominguez S, Petrovic S, Petrovic D. Tratamento de reabilitação física da síndrome de disfunção da dor temporomandibular. Med Biol. 2008;15(3): 113-8.)

Os dispositivos de estimulação eléctrica nervosa transcutânea são classificados em dois grupos com base nas frequências de impulso: alta frequência (> 50 Hz) e baixa frequência (< 10 Hz). Os dispositivos utilizados em medicina dentária são geralmente mistos, com correntes de baixa e alta frequência. Os dispositivos de alta frequência (50-150 Hz) são de baixa intensidade e têm um mecanismo de ação mais centralizado, destinado a aliviar a dor de longa duração. Os aparelhos de baixa frequência são geralmente indicados para o relaxamento muscular, uma vez que têm essencialmente um mecanismo de ação periférico. A intensidade dos dispositivos pode ser ajustada de acordo com a sensibilidade do paciente, para evitar contracções musculares e para obter hipoestesia ou parestesia da área afetada. Estudos demonstraram que intensidades de 10 a 30 miliamperes são adequadas, resultando em poucas fasciculações. Para além disso, os tempos de pulso entre 40 e 75 microssegundos são considerados eficazes.

Os efeitos úteis da TENS são explicados por diferentes teorias. Uma teoria é que a TENS estimula diretamente os nervos motores, resultando em contracções rítmicas dos músculos mastigatórios. Isto provoca um aumento do fluxo sanguíneo e do oxigénio para os músculos, bem como uma diminuição do edema intersticial e da acumulação de toxinas nocivas. O resultado global é a diminuição da dor e da fadiga dos músculos mastigatórios. Outra teoria, denominada teoria da porta da dor, foi apresentada em 1965 para explicar a electroanalgesia.[115] De acordo com esta teoria, o corno dorsal da medula espinal contém uma porta que controla a entrada nociceptiva através de nervos aferentes de pequeno diâmetro. A estimulação tátil ou por pressão através de impulsos eléctricos em aferentes periféricos de grande diâmetro pode resultar na inibição da estimulação dos neurónios sensoriais para as estruturas espinais e supra-espinais, fechando efetivamente o portão. Assim, a TENS teria mecanismos de ação centrais e periféricos.[115, 116]

A estimulação eléctrica nervosa transcutânea tem sido relatada como uma modalidade de tratamento eficaz para as DTM, tanto individualmente como em combinação com outras modalidades. Foi realizado um estudo piloto para avaliar o biofeedback electromiográfico e a TENS em pacientes que sofrem de bruxismo.[11] 7 Os autores concluíram que, embora ambas as terapias tenham resultado no relaxamento dos músculos da mastigação, a TENS foi mais eficaz na diminuição da atividade electromiográfica do músculo masseter.

Num estudo, os autores avaliaram a influência da TENS combinada com a tala oclusal e a fisioterapia nas desordens craniomandibulares. Concluíram que a maioria dos pacientes (83%) apresentou uma diminuição significativa dos sinais e sintomas de desordens craniomandibulares após 6 semanas de uso das modalidades de tratamento.[114,116]

BIOFEEDBACK:

O objetivo do biofeedback é estimular os músculos a trabalharem corretamente e conseguir o máximo relaxamento dos músculos num curto período de tempo. A terapia envolve eletromiografia para treinar a tensão neuromuscular adequada do paciente e desenvolve a capacidade de alterar uma resposta fisiológica. Os eléctrodos de superfície são colocados nos músculos (normalmente o masseter) unilateral ou bilateralmente; outros músculos (por exemplo, o temporal anterior) também podem ser incluídos. O biofeedback SEMG pode incluir a discriminação da tensão muscular. O protocolo de tratamento consiste em ensinar o doente a abrir corretamente a boca para reforçar a tensão da língua e a protrusão da mandíbula. Só depois disso é que os eléctrodos são aplicados em linha com as fibras musculares (normalmente na substância média do ventre do músculo masseter). As medições da tensão muscular mínima são efectuadas quando o paciente se encontra em repouso com todos os músculos relaxados; este valor é utilizado como referência no acompanhamento. A observação dos movimentos e do tónus muscular que o doente exerce ajuda a restaurar a atividade muscular adequada[118, 119] A revisão Cochrane apoia a utilização da terapia cognitivo-comportamental e do biofeedback no tratamento da dor a curto e a longo prazo em doentes com DTM sintomática, em comparação com o tratamento habitual.[119]

TERAPIA POR ULTRA-SONS:

Os ultra-sons são um método que produz um aumento da temperatura na interface dos tecidos e, por conseguinte, afectam os tecidos mais profundos do que o calor da superfície. Os ultra-sons não só aumentam o fluxo sanguíneo nos tecidos profundos, como também parecem separar as fibras de colagénio. Isto melhora a flexibilidade e a extensibilidade dos tecidos conjuntivos. A terapia por ultra-sons tem-se revelado útil na gestão dos pontos de gatilho. Foi sugerido que o calor de superfície e os ultra-sons sejam utilizados em conjunto, especialmente no tratamento de doentes pós-traumáticos.[120]

FISIOTERAPIA:

A fisioterapia é especialmente útil no tratamento da dor miofacial e do bloqueio fechado da ATM e é essencial após a cirurgia da ATM. É essencial uma cooperação estreita com um fisioterapeuta que esteja bem familiarizado com o tratamento das perturbações músculo-esqueléticas da cabeça e do pescoço, especialmente com aqueles que têm um interesse particular nas perturbações da ATM[121] . Trata-se de um dos métodos terapêuticos de base. As indicações incluem a discopatia e a hipermobilidade da articulação. A posição do disco deslocado pode ser melhorada pela fisioterapia nos casos de discopatia. Nos casos de hipermobilidade, a fisioterapia apoia o fortalecimento dos ligamentos da cápsula articular, reduzindo assim o movimento excessivo da articulação. As técnicas de fisioterapia são também utilizadas para melhorar a mobilidade dos músculos da mastigação e da coluna cervical. As técnicas podem ser activas ou passivas (por exemplo, abertura em tesoura com os dedos, utilização de dispositivos médicos) com o objetivo de melhorar a força muscular, a coordenação, o relaxamento e a amplitude de movimento. Feine e Lund efectuaram uma meta-análise de artigos de revisão e ensaios clínicos controlados para as DTM. Concluíram que a fisioterapia tem uma boa eficácia a curto prazo, enquanto a eficácia a longo prazo é semelhante à do placebo, mesmo que qualquer modalidade de fisioterapia seja melhor do que nenhum tratamento[121, 122]

ACUPUNCTURA:

Um método comum frequentemente utilizado nos países asiáticos, também conhecido como punção com agulha. Este método está também a ganhar popularidade nos países ocidentais. A acupunctura teve origem na China há mais de 3.000 anos. Um acupunctor experiente restabelece o equilíbrio de todo o corpo e o fluxo de energia no seu interior (chamado Qi) para aliviar a dor do doente, melhorar o processo inflamatório na articulação e diminuir a hipertensão. É interessante notar que a acupunctura é muito bem sucedida em acompanhamentos a longo prazo (18-20 anos). Existem vários pontos de acupunctura recomendados (por exemplo, SI-18, GV-20, GB-20, ST-6, ST-7, BL-10 e LI-4) que devem ser "activados" semanalmente, 30 minutos por sessão. As agulhas são inseridas na zona da dor e à volta da orelha e do maxilar (Fig. 18). Em alguns casos, são inseridas agulhas perto dos cotovelos, joelhos e dedo grande do pé para aliviar a dor e o processo inflamatório na ATM. Recomenda-se a realização de 6 sessões de tratamento de acupunctura, mas as doenças crónicas podem exigir mais sessões. Muitas vezes, a acupunctura deve ser associada à farmacoterapia[123, 124] .

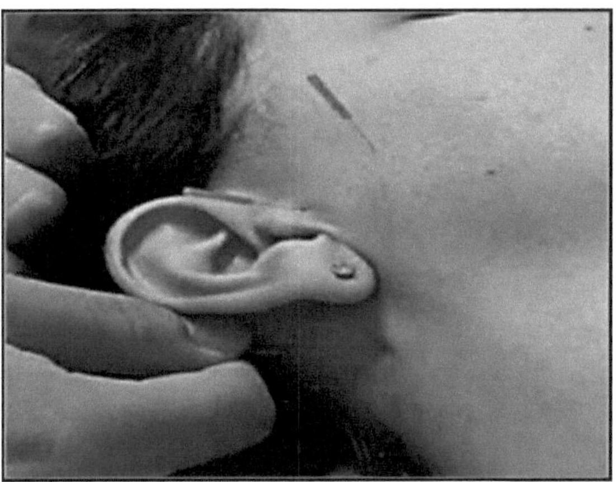

Figura 18: Acupunctura (Foto cortesia: clínica de acupunctura wf. com)

Uma abordagem moderna da punção com agulha baseia-se na descoberta de pontos de gatilho em músculos dolorosos. São inseridas agulhas secas nos pontos de ativação, ou são colocadas bandas tensas, que não estão relacionadas com os meridianos ou pontos Chi, de acordo com as práticas tradicionais da acupunctura chinesa. Foram encontradas diferenças bioquímicas entre as fibras musculares saudáveis e os pontos-gatilho activos e latentes[125] . Por conseguinte, a punção de agulhas nos pontos de gatilho altera efetivamente o ambiente bioquímico dos músculos dolorosos dos doentes com DTM.

A acupunctura pode estimular a produção de endorfinas, serotonina e acetilcolina no sistema nervoso central, ou pode aliviar a dor actuando como um estímulo nocivo. As revisões sistemáticas encontraram provas de que a acupunctura é melhor do que nenhum tratamento e comparável a outras formas de tratamento conservador.

No seu conjunto, e apesar das evidências limitadas, a fisioterapia pode ser uma opção de tratamento eficaz para as DTM, sendo os exercícios para os maxilares (79%), os ultra-sons (52%), a terapia manual (TM) (48%), a acupunctura (41%) e a terapia laser (15%) as modalidades mais eficazes para gerir as DTM.

TÉCNICAS MINIMAMENTE INVASIVAS:

As opções de tratamento minimamente invasivas incluem injecções intra-articulares, artrocentese e artroscopia. Embora estas opções possam ser bastante invasivas, especialmente a artroscopia, continuam a ser classificadas como minimamente invasivas.[126] As injecções de corticosteróides e hialuronato de sódio de elevado peso molecular no espaço articular superior destinam-se a tratar os sintomas osteoartríticos. Com a investigação a indicar respostas regenerativas e degenerativas a estas injecções, a sua utilização continua a ser controversa. A fisiopatologia da doença indica que pode haver um potencial mais significativo para estas injecções nas fases iniciais da degeneração, quando a inflamação começa a exacerbar o catabolismo dos tecidos.[126, 127]

INJEÇÃO INTRA-ARTICULAR DE ÁCIDO HIALURÓNICO:

Os doentes com osteoartrite tendem a apresentar uma redução da concentração intra-articular de AH devido à despolimerização por espécies reactivas de oxigénio e à produção de moléculas ácidas com um peso molecular inferior ao normal[128] . Consequentemente, a lubrificação é reduzida e o stress mecânico da articulação é aumentado, resultando na progressão clínica e radiográfica da doença.

O AH desempenha um papel fundamental na fisiologia da diartrose, especialmente na cartilagem articular, bem como na manutenção da viscosidade do líquido sinovial e, por conseguinte, na viscoelasticidade e lubrificação. O AH proporciona um efeito lubrificante a longo prazo, reduzindo as acções dos mediadores inflamatórios e aumentando a mobilidade articular. Os resultados de estudos com um grupo de controlo ativo sugerem que a artrocentese mais a injeção de HA é superior à artrocentese isolada em doentes com bloqueio fechado.[128, 129] Um protocolo de duas injecções de AH em intervalos semanais é mais eficaz do que as injecções placebo de soro fisiológico e os níveis de catabolitos nas articulações diminuíram significativamente com uma injeção suplementar de AH. Todos os estudos relataram uma diminuição dos níveis de dor; outros resultados positivos considerados foram a mobilidade condilar, os registos cinesiográficos e electromiográficos e uma redução do índice de disfunção clínica de Helkimo. A amplitude de movimento melhorou na maioria dos estudos, mas alguns artigos relataram a ausência de alterações significativas na abertura da boca.[130, 131]

INJECÇÃO MUSCULAR COM TOXINA BOTULÍNICA:

A toxina botulínica (BTX) é uma exotoxina biológica forte produzida pelo Clostridium botulinum, uma bactéria anaeróbia Gram-positiva. Existem sete tipos de BTX, especificados pelas letras A a G, entre os quais a toxina orgânica mais forte é a BTX-A. O mecanismo de ação está relacionado com o bloqueio da libertação de acetilcolina de uma sinapse neuromuscular pré-sináptica e, no sistema nervoso autónomo, com o bloqueio da sua libertação dos neurónios colinérgicos pós-ganglionares. A BTX-A é utilizada no tratamento do bruxismo, das dores miofaciais, das perturbações associadas à deslocação do disco da ATM e da luxação habitual da mandíbula. A neurotoxina paralisa os músculos esqueléticos ao bloquear a acetilcolina dependente de cálcio das terminações nervosas, causando desnervação funcional. A paralisia local é reversível; o crescimento dos neurónios ocorre após 2 a 4 meses[132,133] .

O tratamento com BTX está contraindicado em mulheres durante a gravidez e a lactação, em doentes com hipersensibilidade conhecida a qualquer componente do medicamento. Para tratar os distúrbios dos músculos mastigatórios, as injecções são realizadas com uma agulha de 12 mm e uma força de 30 g, estritamente por via intramuscular após uma aspiração cuidadosa, e o músculo deve estar relaxado. Enquanto a neurotoxina está a ser injectada, o paciente deve sentar-se na cadeira dentária; após a injeção, o paciente deve permanecer numa posição vertical durante quatro horas para reduzir a difusão para os músculos da garganta, o que acarreta o risco de refluxo. As injecções de BTX reduziram as dores musculares maxilofaciais associadas à disfunção da ATM. A eletromiografia foi utilizada durante a injeção em músculos de difícil acesso, incluindo o músculo pterigoide lateral. Os investigadores observaram efeitos adversos como a paralisia muscular e a disfagia num certo número de pacientes, mas descreveram esses efeitos como temporários. Salientaram também que, quatro semanas após o início do tratamento, cerca de 91% dos doentes referiram uma melhoria da dor facial. Song et al.[134] investigaram os efeitos da TxB no tratamento das DTMs. Recolheram e definiram um algoritmo para o tratamento de pacientes com DTM e determinaram que os tratamentos conservadores, tais como compressas quentes, terapia comportamental, aparelhos orais e medicamentos (anti-inflamatórios e relaxantes musculares) devem ser utilizados antes da injeção de BTX-A. Investigações clínicas realizadas por Bakke et al. e Emara et al.[135, 136] confirmam a possibilidade de aplicar toxina botulínica tipo A (BTX-A) para o tratamento de deslocamentos de disco utilizando injecções no músculo pterigoide lateral.

ARTROCENTESE:

Trata-se de um método cirúrgico mini-invasivo para efetuar a lavagem do espaço articular superior.[137] A artrocentese consiste em drenar a articulação com uma substância terapêutica que reduz o processo inflamatório, evacua o exsudado inflamatório, liberta o disco, rompe as aderências, elimina a dor e melhora a mobilidade articular; deve ser efectuada com a boca bem aberta e a mandíbula protruída[137,138]

. Pode ser efectuada sob anestesia local isolada ou em combinação com sedação consciente. O procedimento pode ser efectuado de duas formas diferentes:

a. **Técnica de agulha única:** Esta técnica é também designada por artrocentese por bombagem. O líquido de irrigação é introduzido na articulação com uma única agulha e subsequentemente removido através da mesma.

b. **Técnica de duas agulhas:** Uma agulha é utilizada para introduzir o líquido na articulação, enquanto que através da outra agulha o líquido sai da cavidade articular. O objetivo da lavagem é eliminar os mediadores inflamatórios e as partículas soltas do espaço articular (para reduzir a dor), lise das aderências na articulação, expandir a cavidade articular (para facilitar o alinhamento do disco deslocado), alterar a pressão intra-articular negativa para uma pressão positiva (para libertar o disco aderente) e irrigar as micropartículas da cartilagem alterada por degeneração (que, de outro modo, irritam a sinóvia articular e levam ao desenvolvimento de alterações inflamatórias). O local da punção é efectuado a 10 mm de distância e 2 mm abaixo da linha do trago do canto. A seringa tem de ser direccionada num ângulo de 45° de posterior para anterior e de baixo para cima até que o bordo da fossa temporal esteja a cerca de 15 mm da pele. Para a drenagem, utiliza-se uma punção anterior a 20 mm de distância e 7 mm abaixo da linha do canto trágico. Recomenda-se a instilação de 250 a 300 cm^3 de solução de Ringer durante todo o procedimento. A eficácia da artrocentese é temporária; além disso, não reabilita a micro-arquitetura da ATM. Altas taxas de sucesso têm sido relatadas para desarranjos internos (ID) e fechaduras fechadas.[139] No final da artrocentese, também é possível a aplicação intra-articular de fármacos terapêuticos (corticosteróides, hialuronato de sódio, PRP, etc.). Foi referido que a artrocentese era fiável para tratar os estádios II e III de Wilkes da ID, e os resultados do tratamento eram melhores em doentes com um estádio avançado[140] A artrocentese foi referida como sendo altamente bem sucedida para o tratamento das DTM, tanto a longo como a curto prazo, com uma taxa de sucesso do tratamento de 83,5%. Um estudo controlado e aleatório realizado por Vos et al.[141] tentou determinar a eficácia da artrocentese em comparação com o tratamento conservador como tratamento inicial no que diz respeito à dor na articulação temporomandibular e ao movimento mandibular. Mostraram que a artrocentese reduz a dor e a incapacidade funcional mais rapidamente em comparação com o tratamento conservador.

ARTROSCOPIA:

Trata-se de um método em que o endoscópio é introduzido na cavidade articular; o endoscópio permite o exame da cavidade intra-articular através da transmissão da imagem intra-articular para o ecrã. Os endoscópios destinados à artroscopia da ATM têm geralmente um diâmetro de 1,9-2,7 mm. Normalmente, só é efectuada a artroscopia da cavidade sinovial superior; a artroscopia do espaço articular inferior é realizada com menos frequência devido ao difícil acesso.

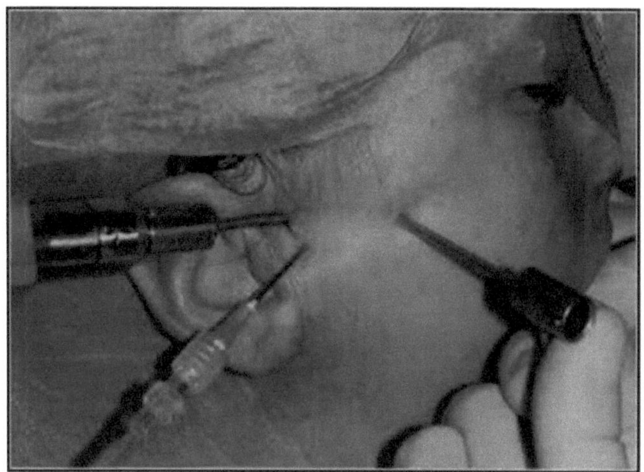

Fig.19 Artroscopia (Foto cortesia: Referência n.º 142)

A técnica de artroscopia tem uma eficácia superior à da artrocentese na remoção de aderências articulares, no aumento da função articular e na diminuição da dor no tratamento da ID[142] . De acordo com a intervenção efectuada, é realizado o seguinte:

a. **Artroscopia de diagnóstico:**

Consiste na visualização de cada parte do espaço articular, enquanto a lise das aderências e a lavagem da articulação são também efectuadas durante a artroscopia. Para além do endoscópio, a agulha utilizada para libertar o líquido de irrigação é introduzida na articulação durante a artroscopia de diagnóstico. Através da visualização artroscópica da articulação, é possível estabelecer o diagnóstico da fase de ID e identificar as alterações osteoartríticas. A agulha também pode ser utilizada para a injeção direta de medicamentos no tecido sinovial alterado pela inflamação e no tecido retrodiscal.[142] Machon et al.[143] avaliaram a eficácia da lise e lavagem artroscópica no tratamento de doentes com bloqueio fechado crónico e concluíram que os doentes com uma duração mais curta dos sintomas beneficiavam mais do que aqueles com uma duração mais longa. Indresano[144] colocou a hipótese de que a lise e a lavagem podem reverter o problema quando este é detectado precocemente e que a artroscopia operatória é necessária para fases prolongadas e avançadas da doença.

b. **Artroscopia cirúrgica:**

Consiste na intervenção cirúrgica na articulação sob visão artroscópica. Para além do endoscópio e da agulha de libertação, é também introduzida na articulação a entrada de trabalho (cirúrgica) para os instrumentos cirúrgicos (gancho, sonda, tesoura, pinça, fibra laser e máquina de barbear). A artroscopia cirúrgica é utilizada para remover aderências e para alinhar e fixar o disco, para procedimentos de sinovectomia, discectomia (remoção cirúrgica do material do disco herniado) ou eminectomia (remoção do tubérculo articular). Com uma seleção adequada dos doentes, a taxa de sucesso da artroscopia pode ser de 85-90%.[145]

TRATAMENTO INVASIVO:

Para os 5% dos pacientes com DTM cujos métodos não cirúrgicos falham, a cirurgia articular aberta pode ser necessária para restaurar o movimento mandibular e atenuar a dor orofacial. Mais frequentemente, a cirurgia articular aberta pode incluir discectomia, remodelação ou reconstrução das superfícies articulares e implantação de materiais autólogos ou aloplásticos. A substituição total da articulação, a opção mais invasiva, pode tornar-se necessária quando a degeneração e a dor da articulação excedem o potencial dos métodos cirúrgicos menos invasivos.[146]

CIRURGIA DE ARTICULAÇÃO ABERTA:

a. **Discopexia:**

O reposicionamento aberto do disco deslocado e a sua fixação numa posição adequada em relação ao côndilo (com uma sutura, cavilha, parafuso e âncora).

b. **Discoplicência:**

Este é outro método para resolver a deslocação do disco. Baseia-se no pressuposto de que a deslocação do disco provoca o estiramento do tecido retrodiscal. Durante a discoplastia, a parte posterior do tecido retrodiscal é excisada e, em seguida, as restantes partes são aproximadas umas das outras com uma sutura. Assim, o disco é alinhado e fixado na sua posição fisiológica.

c. **Discoplastia:**

A reparação da perfuração discal que acompanha as alterações degenerativas consiste no encerramento de pequenas perfurações (com uma sutura ou a sua sobreposição). É indicada apenas para pacientes jovens.

d. **Discectomia:**

A remoção do disco está indicada para alterações degenerativas extensas (perfuração do disco) ou se os doentes apresentarem sintomas persistentes após o tratamento com discoplastia. Nos doentes com DI que não apresentam melhorias com as modalidades mini-invasivas anteriores, a discectomia permite recuperar o movimento da mandíbula e reduzir a dor orofacial, podendo ser seguida de substituição do disco.

e. **Condiloplastia:**

Remoção de irregularidades do côndilo, retificação e alisamento. É indicado para acompanhar as alterações degenerativas.

f. **Raspagem do côndilo:**

A remoção de tecido ósseo de 3-5 mm da parte superior do côndilo está indicada para a hiperplasia condilar na fase ativa do crescimento.

g. **Condilectomia:**

A remoção do côndilo em caso de alterações degenerativas extensas.

h. **Eminoplastia ou Eminectomia:**

Estes métodos são basicamente introduzidos para o tratamento da hipermobilidade articular. No entanto, a osteoplastia ou a remoção do tubérculo articular também pode ser realizada para o tratamento da ID da ATM, para reposicionamento do disco deslocado. Nos casos de ID da ATM, o disco fica preso entre o côndilo e a eminência articular; assim, o procedimento de eminectomia expande o espaço entre as estruturas ósseas para que o disco possa ser alinhado de volta à sua posição original.

i. **Reconstrução da articulação:**

Pode ser dividida em reconstruções do disco, do côndilo e da fossa articular:

Reconstrução do disco:

A reconstrução do disco articular é efectuada após a discectomia. O contacto direto subsequente do côndilo com a fossa pode levar à progressão das alterações degenerativas e à ocorrência de anquilose. Este facto é evitado pelo material de interposição, que é inserido na cavidade articular. Para a substituição do disco, é utilizada uma variedade de tecidos e materiais, incluindo enxerto de gordura abdominal, cartilagem auricular, músculo ou fáscia temporal, silastic e implantes de disco de proplast-teflon[147] .

Reconstrução da fossa:

A reconstrução da fossa glenoide é efectuada com uma prótese de fossa. A prótese de fossa é feita de ligas metálicas; a fossa é fixada com mini-parafusos ao arco zigomático. É descrita para as alterações degenerativas.

Reconstrução do côndilo:

A reconstrução do côndilo é efectuada após a ressecção do côndilo. Os materiais de reconstrução são fixados ao ramo da mandíbula inferior. Para a reconstrução, são utilizados materiais autólogos (enxertos ósseos costocondrais, esternoclaviculares, metatarsofalângicos, especialmente indicados para pacientes jovens devido à atividade de crescimento dos materiais de enxerto) e aloplásticos (feitos de ligas metálicas).

Reconstrução total da articulação:

A prótese articular total combina a substituição da fossa e do côndilo ao mesmo tempo. Os côndilos são feitos de liga de crómio-cobalto (e são fixados ao ramo da mandíbula inferior com mini-parafusos). A fossa é feita de polietileno altamente polimerizado (e é fixada com mini-parafusos ao arco zigomático). As próteses articulares estão disponíveis sob a forma de próteses de stock (onde existe um número de tamanhos de fossa e côndilo disponíveis) e próteses personalizadas (que são feitas individualmente de acordo com o modelo estereolitográfico baseado na TC do doente). É claramente evidente que as próteses individuais são mais cómodas. No entanto, a sua utilização é limitada por um preço mais elevado em comparação com as próteses de stock. 8[14]

AVANÇOS RECENTES NA GESTÃO DA TMD

A hipnose médica, ou hipnoterapia, é a aplicação clínica da hipnose a perturbações ou procedimentos médicos. Durante uma sessão de hipnose, o paciente é encorajado a concentrar-se na voz e nas imagens agradáveis do hipnoterapeuta e a fixar o olhar de uma determinada forma. Durante esta fase de indução, o paciente começa a entrar num transe hipnótico.

Os estudos sugerem que os pacientes com DTM que são recalcitrantes a outras modalidades de tratamento conservador e que são tratados com hipnose tendem a obter diminuições estatisticamente e clinicamente significativas nos índices de dor. É bem possível que isto se deva a uma indução bem feita com sugestões específicas para o relaxamento dos músculos que rodeiam a região temporomandibular.[149]

A hipnose tem vantagens sobre o biofeedback porque pode ser administrada em grupos e não requer equipamentos caros ou pesados. A hipnose também tem vantagens sobre a reversão de hábitos, porque essas técnicas envolvem extensa monitoração no consultório, treinamento e prática, e ainda não são apropriadas para o paciente extremamente comum com DTM que aperta ou range durante o sono. Finalmente, a hipnose pode tratar os sintomas ao nível do inconsciente; isto é, os pacientes recebem sugestões pós-hipnóticas que são concebidas para inibir o seu hábito de cerrar os dentes e ranger os dentes, mesmo quando estão a dormir. Os pacientes parecem apresentar uma redução tanto em termos de sintomas de dor como de utilização do sistema médico.[150,151]

ENGENHARIA DE TECIDOS

Nos últimos anos, foram publicadas revisões pormenorizadas e exaustivas que abrangem todos os dados relevantes sobre os aspectos experimentais, técnicos e indicações da engenharia de tecidos na ATM. Nas últimas duas décadas, novos estudos têm contribuído para a compreensão de quais são os suportes, células e biológicos apropriados para as doenças da ATM, e todos estes avanços são baseados nas estruturas perfeitamente conhecidas dos diferentes constituintes da articulação[155] . Tradicionalmente, os principais elementos das estratégias regenerativas baseadas na engenharia de tecidos são os scaffolds, as células e os estímulos biológicos. Os utilizados na ATM estão resumidos na Tabela 1.

Embora através de métodos invasivos todas as estratégias sejam possíveis para regenerar os componentes da ATM, quando são utilizadas técnicas minimamente invasivas, são possíveis dois métodos na engenharia da cartilagem e do osso: a engenharia de tecidos in situ que incorpora uma matriz acelular de scaffold que atrai e fixa as células locais, orientando assim o processo de regeneração e a sementeira de células ex vivo no scaffold que inicia e regula os mecanismos regenerativos[155, 15] 6. Por outro lado, para induzir uma síntese mais rápida da MEC, os scaffolds podem ser incorporados com factores de crescimento. Além disso, a injeção intra-articular de células ou a administração local de moléculas biologicamente activas pode ser uma estratégia, mas estas não podem ser consideradas propriamente como engenharia de tecidos.

Os andaimes servem de estrutura de suporte para os tecidos projectados. Regra geral, os suportes utilizados devem promover a diferenciação das células em condrócitos e estimular a síntese de ECM cartilaginosa. Tanto os suportes naturais como os sintéticos têm sido experimentados para a engenharia da ATM. No entanto, a abordagem mais adequada deve ser reconstruída para ambas as superfícies articulares completas através da estabilização de suportes nas superfícies articulares a regenerar e de condrócitos autólogos no interior do suporte. Mas no caso da ATM, a reconstrução do disco também é importante. No entanto, uma vez que a substituição do disco articular não parece ser viável no estado atual da engenharia de tecidos, o revestimento da fossa articular com tecido de cartilagem resistente de engenharia seria uma alternativa em doentes após discectomia.

TISSUE **<u>Condylar cartilage</u>**		
scaffolds	•	Hyaluronic acid gydrogels
	•	Agarose
	•	Poly-vinyl alcohol
	•	Poly-l-lactic-coglycolic acid
cells	•	Chondrocytes
	•	Synovial stem cells
	•	Bone marrow mesenchymal stem cells
	•	Adipose stem cells
	•	Tooth-derived stem cells

Articular disc	
scaffolds	• Polyglycerol sebacate • Poly-glycolic acid • Poly-l-lactic acid • Polycaprolactone • Polytetrafluorelhylene monofilaments + poly-l-lactic acid monofilaments + polyamide monofilaments + natural bone • Chitosan • Alginate hydrogels • Decellularized ECM
cells	• Dermal fibroblasts • Synovial stem cells

Quadro 1: suportes e células utilizados na engenharia de tecidos da ATM

Têm sido utilizadas diversas células na engenharia de tecidos da ATM em diferentes suportes. A administração local de células estaminais mesenquimais (MSCs) na ATM demonstrou ter efeitos benéficos nas doenças degenerativas da ATM. Além disso, outra estratégia seria estimular as células estaminais mesenquimais residentes presentes na camada sinovial e no líquido sinovial da ATM. As MSC são capazes de segregar moléculas bioactivas, tais como factores de crescimento, citocinas e quimiocinas, que exercem o seu papel biológico em condições de lesão. Os factores de crescimento contribuem para a regeneração dos tecidos, promovendo a diferenciação e a proliferação das células e apoiando a síntese e a especialização da MEC. Assim, a incorporação de factores de crescimento nos suportes, a administração intra-articular direta de factores de crescimento ou a estimulação das células exógenas ou residentes para segregarem e libertarem factores de crescimento podem resultar numa melhoria da regeneração dos tecidos.[156]

São possíveis várias tecnologias para a incorporação de factores de crescimento em estruturas de suporte. Atualmente, os três principais factores de crescimento para a regeneração da ATM são o bFGF, o IGF-1 e o TGF-β1. No entanto, os Iibrocondrócitos do côndilo mandibular são menos reactivos ao IGF-1 do que os condrócitos hialinos. O TGF-β1 estimula a proliferação celular e a produção de ECM nos implantes de discos da ATM, e o TGF-β1 e o IGF-1, actuando em conjunto, promovem a proliferação celular e a secreção de colagénio tipo I e de glicosaminoglicanos. Em cultura, o bFGF aumentou a proliferação de fibrocondrócitos do côndilo mandibular mais do que o TGF-β1 e o IGF-1. Por fim, o PDGF aumenta significativamente a taxa de proliferação das células derivadas do disco da ATM, a síntese de colagénio e de ácido hialurónico nos discos da ATM artificiais. Outra fonte de moléculas bioactivas a administrar na ATM é o meio condicionado das MSC, conhecido coletivamente como secretoma das MSC. Este contém factores tróficos e vários ensaios clínicos baseados em MSC que revelaram que as MSC transplantadas exercem as suas funções biológicas através de modulações tróficas e não através do potencial de diferenciação. O secretoma das MSC derivadas do ligamento periodontal tem propriedades semelhantes. Por fim, os exossomas, vesículas nanométricas segregadas pelas células e cobertas por uma membrana bilipídica, contendo uma miríade de componentes reguladores, incluindo microRNAs (miRNAs), mRNAs e proteínas, poderão ser, no futuro, uma possibilidade fiável de estimular a regeneração da ATM.[156, 157]

PROLOTERAPIA

A Proloterapia é um método de tratamento por injeção destinado a estimular a "cura". **George S. Hackett** cunhou o termo "Proloterapia" na década de 1950 a partir do latim "proli-" que significa "fora da primavera", e do qual obtemos a palavra "proliferar", ou seja, "crescer"[158] . A terapia de injeção proliferativa (Prolotherapy) é também conhecida como Terapia de Injeção Regenerativa (RIT), Terapia Reconstrutiva, Reconstrução Não Cirúrgica de Tendões, Ligamentos e Articulações, Injeção de Estimulação de Factores de Crescimento e Escleroterapia. Segundo alguns autores, o termo "escleroterapia" é um termo impróprio porque os estudos de biópsia não demonstraram a formação de cicatrizes com a proloterapia, com os agentes e concentrações atualmente utilizados. Pelo contrário, os estudos demonstraram uma proliferação de tecido conjuntivo novo, normal, mais espesso e mais forte após as injecções de proloterapia.[159]

Técnica de Proloterapia:

A proloterapia pode envolver uma única injeção ou uma série de injecções, frequentemente diluídas com um anestésico local. Durante uma sessão individual de proloterapia, as soluções terapêuticas são injectadas nos locais das inserções dolorosas e sensíveis dos ligamentos e tendões e nos espaços articulares adjacentes. Na maioria dos casos, são necessárias duas a seis sessões de tratamento ao longo de dois a doze meses para atingir o efeito máximo. O protocolo padrão inclui a restrição de medicamentos anti-inflamatórios não esteróides um a dois dias antes do tratamento e 10 a 14 dias após o tratamento. Após a injeção, os doentes são aconselhados a não tomar aspirina ou outros agentes anti-inflamatórios para aliviar o desconforto. Após a injeção, os doentes devem ser encorajados a manter-se activos e a movimentar a zona lesionada. O movimento irá efetivamente melhorar a cicatrização da lesão do ligamento[160, 161]

Proloterapia da articulação temporomandibular

A técnica de Hemwall-Hackett de proloterapia com dextrose na articulação temporomandibular envolve injecções na articulação e na junção fibro-óssea do ligamento e das ligações capsulares no arco zigomático, bem como no colo e côndilo mandibulares.[161]

A causa mais comum de dor na ATM é a síndrome de disfunção da dor miofacial (SDMF), que envolve principalmente os músculos da mastigação. Mesmo que a fisioterapia, os analgésicos, as talas, as cirurgias e outras modalidades de tratamento ofereçam uma ajuda temporária, raramente curam a doença. Uma causa conhecida dos espasmos musculares persistentes e da disfunção da dor miofacial é o laxismo ligamentar subjacente. Ao estimular o ligamento e a reparação capsular nestes casos, a proloterapia representaria uma solução mais permanente.

Class	Examples	Mechanism Of Action
Irritants	Phenol-P2G (phenol, glycerin and dextrose)	Directly alkylate the proteins on the surfaces of cells
Particulates	Pumice	Attract the macrophages
Osmotic Shock Agents	Hypertonic dextrose (12.5 to 25%)	Act by dehydrating cells at the injection site
Chemotactic Agents	Sodium morrhuate Cod liver oil	Attract inflammatory cells
Growth Factors	RBC-rich plasma	Stimulates proliferation

Quadro 2: Classificação das soluções proliferantes e mecanismo de ação

Indicações da Proloterapia

- A proloterapia tem sido utilizada para tratar com êxito uma grande variedade de síndromes músculo-esqueléticas, incluindo síndromes de dor cervical, torácica e lombar. Além disso, dor lombar mecânica, fascite plantar, dor no pé ou tornozelo, tendinite crónica da coifa dos rotadores ou bicipital e epicondilite lateral e medial.

- Dores da ATM e dores músculo-esqueléticas relacionadas com a osteoartrose.

Contra-indicações da Proloterapia

• Doentes imunocomprometidos, fumadores, estado nutricional deficiente.

• Fobia de agulhas.

• Alergia a uma solução proliferante.

• As infecções agudas, como a celulite, o abcesso local ou a artrite séptica, constituem uma contraindicação absoluta para a proloterapia.

• As contra-indicações relativas incluem a utilização atual e prolongada de doses elevadas de corticosteróides sistémicos ou de AINEs, uma vez que estes são contraproducentes para o processo inflamatório.[161, 162]

DISPOSITIVO CEREZEN

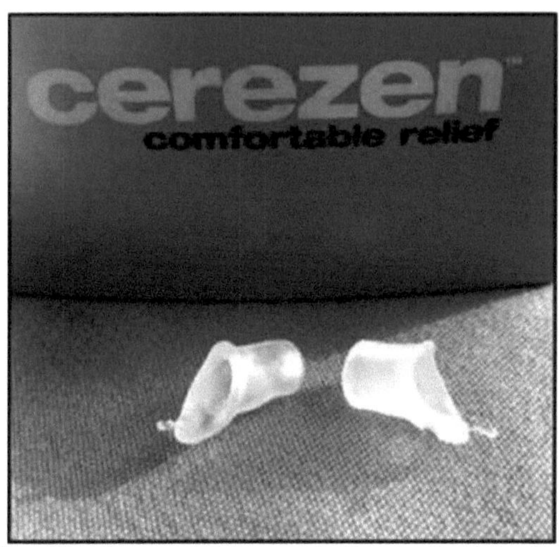

Figura 19: Dispositivo Cerezen (Foto cortesia: Tavera, A., et al.: Abordagem de distúrbios temporomandibulares a partir de uma nova direção: um ensaio clínico controlado randomizado do sistema auditivo TMDes. J. Craniomandibular Practice julho de 2017; Vol 30, No. 3, 172-181).

Uma nova e revolucionária forma de tratar as perturbações da articulação temporomandibular (ATM) foi aprovada para utilização no Reino Unido e na Irlanda. O dispositivo Cerezen™ é composto por um par de inserções ocas amovíveis feitas por medida (Fig. 19) que são colocadas no canal auditivo para reduzir os sintomas das perturbações da ATM, a dor e as condições relacionadas, incluindo o ranger dos dentes e as dores de cabeça. Simplesmente inserido no ouvido, o ponto de acesso mais próximo da ATM, o dispositivo funciona exercendo uma pressão subtil nas paredes do canal auditivo quando o maxilar está na posição fechada (Fig. 21). Isto incentiva o paciente a regressar à posição de "mordida aberta", minimizando a tendência para cerrar o maxilar e tensionar os músculos circundantes. Um estudo clínico de nível A demonstrou que 100% dos utilizadores indicaram uma satisfação geral excelente (71%) ou boa (29%) com o dispositivo Cerezen™[163]

Um tratamento totalmente novo e clinicamente comprovado foi recentemente disponibilizado aos dentistas do Reino Unido. O dispositivo Cerezen é um dispositivo intra-auricular inovador, feito à medida, que alivia a dor e os sintomas das perturbações temporomandibulares. Para além da eficácia significativa na redução da dor do paciente, o Cerezen é seguro, não invasivo, confortável e discreto, permitindo que seja usado dia e noite - melhorando consideravelmente os níveis de adesão do paciente.

O dispositivo Cerezen adopta uma abordagem diferente no tratamento da DTM. O canal auditivo está localizado muito próximo da articulação temporomandibular (ATM) e o volume do canal auditivo aumenta quando a mandíbula é aberta através de movimentos como a mastigação, o sorriso e a fala. O dispositivo Cerezen utiliza esta alteração anatómica para proporcionar um tratamento único de campo próximo para a DTM. A segurança e a eficácia clínica do dispositivo Cerezen foram estabelecidas num ensaio clínico pivotal, prospetivo, de três meses, aleatório e controlado (registado em ClinicalTrials.gov: NCT00815776) que incluiu pacientes com critérios de diagnóstico de investigação para distúrbios temporomandibulares (RDC/ TMD), diagnósticos de dor miofacial, deslocamento do disco com redução (II-a) e/ou artralgia (Ill-a); e uma pontuação de dor VAS (escala visual analógica) de triagem >4 (numa escala de 0 a 10). O dispositivo

Cerezen produziu uma redução estatisticamente significativa da dor no primeiro mês de tratamento, com uma redução adicional observada ao longo da duração do estudo ,[163164] .

O dispositivo Cerezen também demonstrou, no ensaio clínico principal, ser estatisticamente significativamente não inferior aos aparelhos oclusais planos personalizados (o tratamento atual mais utilizado para as DTM). Não foram registados efeitos adversos imprevistos do dispositivo ou eventos adversos graves durante o estudo, e não houve relatos de diminuição da acuidade auditiva em pacientes tratados com o dispositivo. O conforto do dispositivo Cerezen foi demonstrado no estudo pela média de 22,3 horas por dia de utilização durante o terceiro mês do ensaio clínico. Os pacientes do estudo também relataram uma satisfação global muito elevada, com 100% dos indivíduos do grupo de tratamento Cerezen a indicarem uma satisfação global excelente (71%) ou boa (29%) com o dispositivo.[164]

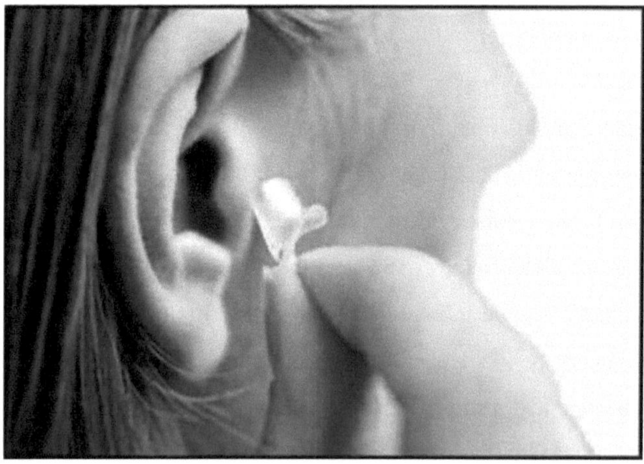

Figura 20: Dispositivo intra-auricular Cerezen feito à medida (Foto cortesia:

Barcelona Health Services)

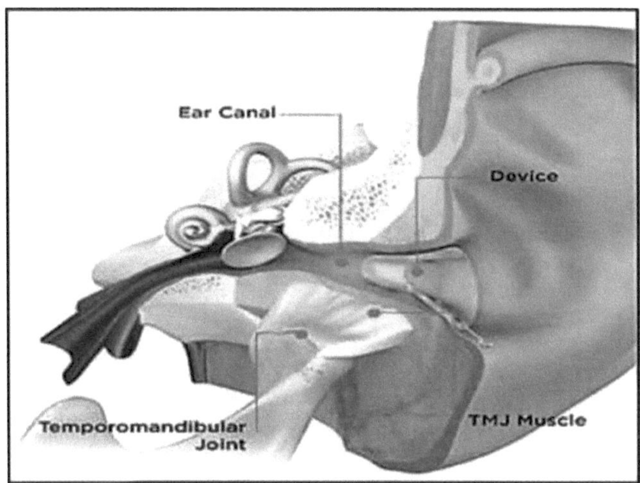

Fig 21: Diagrama esquemático do dispositivo Cerezen no sítio (Foto cortesia: Daud, A (2017) TMD treatment - a splint alternative. Revista Dentistry, 36).

CONCLUSÃO

A desordem temporomandibular é uma condição multifatorial que tem várias etiologias. Para além de uma história detalhada e de um exame físico, podem também ser utilizadas várias modalidades de diagnóstico por imagem para ajudar a diagnosticar a DTM.

O tratamento inicial deve incluir modalidades conservadoras, reversíveis e baseadas em provas. As terapias invasivas só devem ser iniciadas depois de terem sido exercidas opções não invasivas.

A revisão Cochrane dos AINEs, benzodiazepinas, anticonvulsivantes e relaxantes musculares concluiu que não havia provas suficientes para apoiar ou refutar a eficácia de qualquer medicamento para o tratamento das DTM. Apenas o naproxeno, a gabapentina e o diazepam tinham evidência para apoiar a redução da dor associada à DTM.

Existem muitos tratamentos indicados para as DTM; no entanto, não existe um que seja uniformemente superior para o tratamento da dor e da disfunção oral

A qualidade de vida pode ser afetada pelas DTM. O encaminhamento para especialistas é necessário quando os casos não respondem às medidas conservadoras.

REFERÊNCIAS

1. Sruthi S, Jimsha VK5 Srinivasan SV, Daniel JM. Prevalência de Depressão, Ansiedade e Stress em pacientes com desordem temporomandibular crónica. Jornal de depressão e ansiedade2018;7:4

2. Andrea Maria Chisnoiu, Alina Monica Picos, Sever Popa, Petre Daniel Chisnoiu, AndreiPicos, Radu Chisnoiu. Factores envolvidos na etiologia das disfunções temporomandibulares - uma revisão da literatura, Clujul medical 2015

3. List T, Stenstrom B Lundstrom I, Dworkin SF. DTM em pacientes com síndrome de Sjogrens primária: uma comparação com casos e controlos da clínica temporomandibular. J Orofac Pain. 1999;13:21-28

4. Farrar WB, McCarty WL Jr. O dilema da ATM. J Ala Dent Assoc. 1979; 63:19-26.

5. Meghan K. Murphy, BEa, Regina F. MacBarb, BSa, Mark E. Wong, DDSb, e Kyriacos A. Athanasiou, Distúrbios da articulação temporomandibular: Uma Revisão da Etiologia, Gestão Clínica e Estratégias de Engenharia de Tecidos Int J Oral Maxillofac Implants. 2013 ; 28(6): e393-e414

6. Brooks SL, Westesson PL, Eriksson L, Hansson LG, Barsotti JB. Prevalência de alterações ósseas na articulação temporomandibular de pessoas assintomáticas sem desarranjo interno. Oral Surg Oral Med Oral Pathol. 1992; 73:118-22.

7. O glossário de termos de prótese dentária, 9ª edição. The Journal

of prosthetic dentistry 2017

8. Stephen M. Shaffer, Jean-Michel Brisme'e, Phillip S. Sizer, Carol A. Courtney. Desordens temporomandibulares. Parte 1: anatomia e exame/diagnóstico; Journal of Manual and Manipulative Therapy 2014 Vol.22

9. Dolwick MF, Riggs RR. Diagnóstico e tratamento de desarranjos internos da articulação temporomandibular. Dent Clin North Am. 1983;27:561-7

10. Anatomia e Função da Articulação Temporomandibular MICHAEL M. HELLAND, THE JOURNAL OF ORTHOPAEDIC AND SPORTS PHYSICAL THERAPY ,1980

11. Sharma S, Gupta Ds, Pal Us, Jurel SK. Factores etiológicos dos distúrbios da articulação temporomandibular. N J Maxillofac Surg 2011;2:116-9

12. Pullinger AG, Seligman DA, Gornbein JA. A Multiple Regression Analysis Of Risk And Relative Odds Of Temporomandibular Disorders As A Function Of CommonOcclusal Features. J Dent Res 1993;72:968-79

13. Pullinger AG, Seligman DA. Quantificação e validação dos valores preditivos das variáveis oclusais nas perturbações temporomandibulares utilizando uma análise multifatorial. J Prosthet Dent 2000;83:66-75

14. Athanasiou AE. Ortodontia e Distúrbios Craniomandibulares. Em: Samire, Bishra. Livro-texto de Ortodontia. 2nd Ed.Philadelphi:Saunders;2003.p 478-93

15.Jeffrey P. Okeson, Management of Temporomandibular Disorders and Occlusion 8ª EDIÇÃO

16.De Leeuw R, Klasser GD; Academia Americana de Dor Orofacial. Dor Orofacial: Directrizes para Avaliação, Diagnóstico e

Gestão. 5th Edition. Chicago:Questionnaire Publ; 2013.

17.Wilkes CH, Arch Otolaryngol Head and Neck Surg 115:469-457; 1989

18.Dworkin SF, LeResche L. Critérios de diagnóstico de investigação para perturbações temporomandibulares: revisão, critérios, exames e especificações, crítica. J Craniomandib Disord 1992;6: 301-55.

19.Merskey H. Introdução. In: Giamberardino MA, Jensen TS (eds). Pain Comorbidities: Understanding and Treating the Complex Patient (Compreender e tratar o doente complexo). Seattle: IASP Press 2012:1-20

2 0.Schiffmann et.al Journal Oral & Facial Pain and Headache vol 28 no.1 2014

21.Tore A. Larheim Tendências actuais da imagiologia da articulação temporomandibular ORAL SURGERY ORAL MEDICINE ORAL PATHOLOGY novembro de 1995

22.Dolwick MF, Riggs RR. Diagnóstico e tratamento dos distúrbios internacionais da articulação temporomandibular. Dent Clin North Am 1983;27:561-72.

23.Tanaka E, Detamore MS, Mercuri LG. Distúrbios degenerativos da articulação temporomandibular: etiologia, diagnóstico e tratamento. J Dent Res. 2008; 87:296-307.

24.Musgrave MT, Westesson P-L, Tallents RH, Manzione JV, Katzberg RW. Imagens de ressonância magnética da articulação temporomandibular por planos de varrimento oblíquos. ORAL SURGERY ORAL MED ORAL PATHOL 1991;71:525-8.

25.Hunter A, Kalathingal S. Diagnóstico por imagem para distúrbios temporomandibulares e dor orofacial. Dent Clin North Am 2013; 57: 405-18

26.Tsiklakis K, Syriopoulos K, Stamatakis HC. Exame radiográfico da articulação temporomandibular através de tomografia computorizada de feixe cónico. Dentomaxilofac Radiol 2004; 33: 196-201

2 7.Shintaku WH, Venturin JS, Yepes JS. Application of advancedimaging modalities for the diagnosis of metastatic adenocar-cinoma of the lungs in the temporomandibular j oint. OralSurg Oral Med Oral Pathol Oral Radiol Endod. 2009; 107: 37
4 1.

28.Lewis EL, Dolwick MF, Abramowicz S, Reeder SL. Contemporaryimaging of the temporomandibular joint. Dent Clin North Am.2008;52:875-90

29.Yoly M. Gonzalez, Charles S. Greene, Norman D. Mohl. s.l.: Dispositivos Tecnológicos no Diagnóstico das Desordens

Temporomandibulares. Oral Maxillofacial Surg Clin N Am, 2008, Vol. 20.

30. Liedberg J, Panmekiate S, Petersson A, Rohlin M. Avaliação baseada em evidências de três métodos de imagiologia para o disco temporo-mandibular. Dentomaxilofac Radiol. 1996;25:234-41.

31. Diagnóstico das disfunções da articulação temporomandibular: indicação de exames de imagem. Luciano Ambrosio Ferreira, Eduardo Grossmann, Eduardo Januzzi, Marcos Vinicius Queroz, Antonio Carlos Pires Carvalho. 3, s.l.: revista brasileira de otorrinolaringologia, 2016, Vol. 82.

32. Güler N, Uci kan S, Imirzalıo^glu P, Λc,ikgδzo^glu S. Temporomandibular joint internal derangement: relationship betweenjoint pain and MR grading of effusion and total proteinconcentration in the joint fluid. Dentomaxillofac Radiol.2005;34:175-81.

33. Isberg AM, Stenstr6m B, Isacsson G. Frequência da deslocação bilateral do disco da articulação temporomandibular em pacientes com sintomas unilaterais: um acompanhamento de 5 anos da articulação assintomática. Dentomaxillofac Radiol 1991;20:73-6.

34. Westesson PL, Tallents RH, Katzberg RW, Guay JA. Avaliação radiográfica da assimetria da mandíbula. AJNR Am J Neuroradiol 1994; 15: 991-9

35. Fryback DG, Thornbury JR. A eficácia do diagnóstico por

imagem. Med Decis Making 1991;11: 88-94

36. Tasaki MM, Westesson P-L. Articulação temporomandibular: precisão de diagnóstico com imagens de RM sagital e coronal. Radiologia 1993;186:723-9.

3 7. Isacsson G, Isberg A, Johansson A-S, Larson O. Internal derangement of the temporomandibular joint: radiographic and histologic changes associated with severe pain. J Oral Maxillofac Surg 1986;44:771-8.

38. Kerman S, Kopp S, Rohlin M. Aspeto macroscópico e microscópico dos achados radiológicos nas articulações temporomandibulares de indivíduos idosos: um estudo de autópsia. Int J Oral Maxillofac Surg 1988;17:58-63.

39. Westesson P-L, Eriksson L, Kurita K. Fiabilidade de um exame clínico negativo da articulação temporomandibular: prevalência de deslocação do disco em articulações temporomandibulares assintomáticas. ORAL SUNG ORAL MED ORAL PATHOL 1989;68:551-4s

40. Roberts C, Katzberg RW, Tallents RH, Espeland MA, Handelman SL. A previsibilidade clínica dos desarranjos internos da articulação temporomandibular. ORAL SURGERY ORAL MED ORAL PATHOL 1991 ;71:412-4.

41. Maixner W, Diatchenko L, Dubner R, et al. Orofacial pain prospective evaluation and risk assessment study - the OPPERA study. J Pain. 2011; 12(11 suppl): T4-T11.e1-2

42. Velly AM, Philippe P, Gornitsky M. Heterogeneity of

temporomandibular disorders: cluster and case-control analyses. J Oral Rehabil 2002;29:969-79.

43. Flor H, Birbaumer N, Schulte W, Roos R. Respostas electromiográficas relacionadas com o stress em pacientes com dor temporomandibular crónica. Pain 1991;46:145-52.

44. Vasconcelos BCE, Silva EDO, Kelner N, Miranda KS, Silva AFC.Meios de diagnóstico das desordens temporomandibulares. RevCir Traumat Buco-Maxilo-Facial. 2002;1:49- 57.15

45. Pharoah M. A prescrição de imagens de diagnóstico para distúrbios da articulação temporomandibular. J Orofac Pain. 1999;13:251-4.

46. Liedberg J, Panmekiate S, Petersson A, Rohlin M. Avaliação baseada em evidências de três métodos de imagem para o disco temporo-mandibular. Dentomaxillofac Radiol.1996;25:234-41.

47. Bean LR, Omnell KA, Oberg T. Comparação entre observações radiológicas e alterações macroscópicas dos tecidos nas articulações temporomandibulares. Dentomaxilofac Radiol 1977; 6:90-106.

48. Hintze H, Wiese M, Wenzel A. Comparação de três métodos radiográficos para a deteção de alterações morfológicas da articulação temporomandibular: exame panorâmico, scanográfico e tomográfico. Dentomaxillofac Radiol. 2009;38:134-0.

49. Westesson P-L, Lundh H. Características artrográficas e

clínicas de pacientes com deslocação do disco que evoluíram para bloqueio fechado durante um período de seis meses. ORAL SURGERY ORAL MED ORAL PATHOL 1989;67:654-7.

50. Wadhwa S, Kapila S. TMJ disorders: future innovations in diagnostics and therapeutics (Distúrbios da ATM: inovações futuras no diagnóstico e na terapêutica). Jornal de Educação Dentária. 2008 Ago 1;72(8):930-47

51. Chrisfiansen EL, Thompson JR, Hasso AH, Hinshaw DB. Anatomia correlativa da articulação temporomandibular em secção fina e tomografia computorizada. Radiographics 1986;6:703-23.

52. Zhang ZL, Shi XQ, Ma XC, Li G. Precisão da deteção de defeitos condilares em imagens de TC de feixe cónico digitalizadas com diferentes resoluções e unidades. Dentomaxilofac Radiol 2014

53. Barghan S, Tetradis S, Mallya S. Aplicação da tomografia computorizada de feixe cónico para avaliação das articulações temporo-dibulares. Aust Dent J 2012; 57: 109-18

54. Mozzo P, Procacci C, Tacconi A, Martini PT, Andreis IA. Um novo aparelho de TC volumétrico para imagiologia dentária baseado na técnica de feixe cónico: resultados preliminares. Eur Radiol 1998; 8: 1558-64

5 5.Silverstein R, Dunn S, Binder R, Maganzini A. Avaliação por RM da articulação temporomandibular normal com a utilização de geometria projectiva. ORAL SURGERY ORAL MED

ORAL PATHOL 1994;77:523-30.

56. Tasaki MM, Westesson P-L, Raubertas RF. Variação do observador na interpretação de imagens de ressonância magnética da articulação temporomandibular. ORAL SURGERY ORAL MED ORAL PATHOL 1993;76:231-4.

57. Bas B, Yilmaz N, Gokce E, Akan H, Turkey S. Avaliação ultra-sonográfica do aumento da largura capsular nos distúrbios internos da articulação temporomandibular: relação com a dor articular e a classificação do derrame articular por ressonância magnética. Oral Surg Oral MedOral Pathol Oral Radiol Endod. 2011;112:112-7.

58. Jank S, Zangerl A, Kloss F, Laimer K, Missmann M, SchroederD, et al. Investigação por ultra-sons de alta resolução da articulação temporomandibular em doentes com poliartrite crónica. IntJ Oral Maxillofac Surg. 2011;40:45-9

59. Bertram S, Rudisch A, Innerhofer K, Pumpel E, Grubwieser G, Emshoff R. Diagnosticando o desarranjo interno da ATM e a osteoartrite com ressonância magnética. J Am Dent Assoc. 2001; 132:753-61

6 0.Shankland WE 2nd. Desordens temporomandibulares: opções de tratamento padrão. GenDent. 2004;52:349-55

6 1.Kuroda S, Tanimoto K, Izawa T, Fujihara S, Koolstra JH, Tanaka E. Biomechanical and biochemical characteristics of the mandibular condylar cartilage. Osteoarthritis Cartilage. 2009;17:1408-15

6 2.Suvinen TI, Kemppainen P. Revisão dos estudos clínicos EMG

relacionados com factores musculares e oclusais em indivíduos saudáveis e com DTM. J Oral Rehabil 2007;34(9):631-644

63. Cram J, Kasman G. Os princípios básicos da eletromiografia de superfície. In: Cram J, Kasman G, Holtz J, eds. Introduction to Surface Electromyography (Introdução à Eletromiografia de Superfície). Gaithersburg, Md.: Aspen; 1998:1-5.

64. Goldstein LB. A utilização da eletromiografia de superfície na medição objetiva da função muscular em pacientes com dor facial/disfunção temporomandibular. Funct Orthod 2000;17(3):26-29

65. Klasser GD, Okeson JP. A utilidade clínica da eletromiografia de superfície no diagnóstico e tratamento das desordens temporomandibulares. JADA 2006;137(6):763-771.

66. Komali, et al.: T-scan system in the management of TMDs Journal of Indian Academyof Oral Medicine & Radiology ;Volume 31, Issue 3;julho-setembro 2019

67. Kerstein RB. Combinando tecnologias: Um sistema de análise oclusal computorizado sincronizado com um sistema de eletromiografia computorizado. Cranio 2004;22:96-109.

68. Wang C, Yin X. Factores de risco oclusais associados a perturbações temporomandibulares em adultos jovens com oclusões normais. Oral Surg Oral Med Oral Pathol Radiol 2012;114:419-23.

69. Dzingute A, Pileicikiene G, Baltrusaityte A. Avaliação oclusal digital em pacientes com distúrbios da articulação

temporomandibular. Mol Med Ther 2017;1:8-13.

70. Thumati P. A influência da técnica de desenvolvimento de orientação anterior completa imediata nos sintomas subjectivos em pacientes com dor miofacial: Verificado utilizando a análise digital da oclusão (Tek-scan) para analisar a oclusão: Uma observação clínica de 3 anos. J Indian Prosthodont Soc 2015;15:218-23

71. Maness WL, Benjamin M, Podoloff R, Bobbick A, Golden RF. Análise oclusal computorizada: uma nova tecnologia. Quintessence Int 1987;18(4):287-92.

72. Walker WE. A fossa glenoide. Os movimentos da mandíbula. Dent Cosmos 1896;34:34-43.

73. Hickey JC, Allison ML, Woelfel JB, Boucher CO, Stacy RW. Movimentos mandibulares em três dimensões. J Prosthet Dent 1963;13:72-92.

74. Posselt U. Estudos sobre a mobilidade da mandíbula humana. Ata Odont Scandinav 1952;10 Suppl 10:19-160.

75. Gallo LM. Modelação da função da articulação temporomandibular utilizando a ressonância magnética e as tecnologias de rastreio da mandíbula - mecânica. Cells Tissues Organs 2005;180:54-68.

7 6. Schiffman EL, Fricton JR, Haley D. The relationship of oclusion, parafunctional habits and recent life events to mandibular dysfunction in a non-patient population. J Oral

Rehabil 1992;19:201-23.

7 7.Schierz O, John MT, Lobbezoo F, Association with anterior tooth pain andtemporomandibular disorder pain in a German population. J Prosthet Dent 2007;97:305- 9

78.Güler N, Yatmaz PI, Ataoglu H, Emlik D, Uckan S. Desarranjo interno temporomandibular: correlação dos achados de ressonância magnética com sintomas clínicos de dor e sons articulares em pacientes com comportamento de bruxismo. Dentomaxilofac Radiol 2003;32:304-10

79.Jain A, Varma AC. Articuladores ao longo dos anos revisitados: From 1971-1990. Int J Pharm Bio Sci 2016;7:(B)540-7.

80.Messerman T, Reswick JB, Gibbs C. Investigação dos movimentos funcionais da mandíbula.Dent Clin North Am 1969;13:629-42.

81. Munzesheimer F. Controlo de fotografias derkieferbewegungen undihreauswertung. Dtsch Zahnarztl Wochenschr 1928;10:425-49.

82. Rudd KD, Morrow RM, Jendressen MD. Fluorescente fotoantropometria: Um método para analisar o movimento mandibular. J Prosth Dent 1969;21:495-505.

83.Jankelson B, Hoffman GM, Hendron JA. The physiology of the Stomatognathic system (A fisiologia do sistema estomatognático). JADA 1953;46:375-86.

84.Palmer JB, Rudin NJ, Lara G, Crompton AW. Coordenação da

mastigação e da deglutição. Disfagia 1992;7:187-200

85.Neill DJ. Estudos do contacto dentário em próteses completas. Br Dent J 1967;123:369-78.

86.Gillings BR. Mandibulografia fotoeléctrica: Uma técnica para estudar os movimentos da mandíbula.J Prosthet Dent 1967;17:109-21.

87.Lewin A, van Rensburg LB, Lemmer J. Um método de registo do movimento de um ponto no maxilar. J Dent Assoc S Afr 1974;29:395-7.

88.Maruyama T, Higashi K, Mizumori T, Miyauchi S, Kuroda T. Clinical studies onconsistency of chewing movements-chewing path for the same food. J Osaka Univ Dent Sch 1985;25:49-61.

89.Jankelson B. Precisão da medição do cinesiógrafo mandibular - um estudo computorizado. J Prosthet Dent 1980;44:656-65.

90.Karlsson S. Recording of mandibular movements by intraorally placed light emitting diodes. Ata Odontol Scand 977;35:111-7.

91.Mesqui F, Palla S. Real-time non-invasive recording and display of functional jawmovements. J Oral Rehabil 1985;12:541-2.

92.Hamborg R, Karlsson S. Análise do movimento e do sinal por meio de um sistema assistido por computador. J Oral Rehabil 1996;23:121-8.

93.Dawson P. Oclusão funcional da ATM ao desenho do sorriso. St Louis, MO: Mosby Elsevier; 2007.

94.Lundeen HC, Wirth CG. Padrões de movimento condilar

gravados em blocos de plástico. J Prosthet Dent 1973;30:866-75.

95. Theusner J, Plesh O, Curtis DA, Hutton JE. Traçados axiográficos dos movimentos da articulação temporomandibular. J Prosthet Dent 1993;69:209- 15.

96.Petrie CS, Woolsey GD, Williams K. Comparação de registos obtidos com axiografia computorizada e pantografia mecânica em 2 intervalos de tempo. J Prosthodont 2003;12:102-10.

97.Navarro RF, Curiqueo A, Ottone NE. Determinação da borda mandibular e protocolos de movimentos funcionais utilizando um articulógrafo eletromagnético (EMA). Int J ClinExp Med 2015;8:19905-16.

9 8.Salomon JA, Waysenson BD. Seguimento de radionuclídeos monitorizado por computador de movimentos mandibulares tridimensionais. Parte I: Abordagem teórica. J Prosthet Dent 1979;41:340-4.

99.ESTRATÉGIAS NÃO CIRÚRGICAS PARA O TRATAMENTO DO TRANSTORNO TEMPOROMANDIBULARES. Juan L. Cobo, Manuela Cabrera-Freitag, Teresa Cobo, Juan D. Muriel, Luis M. Junquera, Juan Cobo e José A. Vega. s.l. : INTECHOPEN.

100. Avanços recentes na engenharia de tecidos para o tratamento de distúrbios da articulação temporomandibular. Athanasiou, Ashkan Aryaeil & Natalia Vapniarskyl & Jerry C. Hul & Kyriacos A. s.l. : Springer Science, 2016.

101. Distúrbios da Articulação Temporomandibular: A Review of Etiology, Clinical Management, and Tissue Engineering Strategies (Revisão da Etiologia, Gestão Clínica e Estratégias de Engenharia de Tecidos). Meghan K. Murphy, BEa, Regina F. MacBarb, BSa, Mark E. Wong, DDSb, e Kyriacos A. Athanasiou. 6, s.l.: Int J Oral Maxillofac Implants, 2013, Vol. 28.

102. Tratamento conservador dos distúrbios temporomandibulares: A Review. Latika Bachani, Ashok L e Monika Singh. 4, s.l.: Ata Scientific Dental Sciences 3.4,2019,Vol. 3.

103. Manfredini D, Guarda-Nardini L, Winocur E, Piccotti F, Ahlberg J, Lobbezoo F. Critérios de diagnóstico de investigação para perturbações temporomandibulares: Uma revisão sistemática dos resultados epidemiológicos do eixo I. Oral Surgery, Oral Medicine, Oral Pathology, Oral Radiology, and Endodontics (Cirurgia oral, medicina oral, patologia oral, radiologia oral e endodontia). 2011;112:453-462

104. Gopal SK, Shankar R, Vardhan BH. Prevalência de desordens temporomandibulares em pacientes sintomáticos e assintomáticos: A crosssectional study. Revista Internacional de Ciências Avançadas da Saúde. 2014;1:14-20

105. Durham, J. et al. Distúrbios temporomandibulares (DTMs): uma atualização e orientações de gestão para os cuidados primários do Grupo de Interesse Especializado do Reino Unido em Dor Orofacial e DTMs (USOT). (2013).

106. Durham, J. et al. Programas de autogestão em distúrbios temporomandibulares: resultados de um processo Delphi internacional. J Oral Rehabil 43, 929-936 (2016).

107. Gestão das perturbações da articulação temporomandibular: A perspetiva de um cirurgião. Dimitroulis, G. 1 Suppl, s.l.: Australian Dental Journal, 2018, Vol. 63.

108. Diferentes modalidades de tratamento não invasivo para os distúrbios temporomandibulares: revisão da literatura. Amira Mokhtar Abouelhuda, Ahmad Khalifa khalifa, Young-Kyun Kim, Salah Abdelftah Hegazy. s.l. : J Korean Assoc Oral Maxillofac Surg , 2018, Vol. 44.

109. Al-Ani MZ, Davies SJ, Gray RJ, Sloan P, Glenny AM. Terapia com tala de estabilização para a síndrome de disfunção da dor temporomandibular. Cochrane Database Syst Rev 2004;(1):CD002778.

110. Gestão da dor em pacientes com desordem temporomandibular (DTM): desafios e soluções. Alfonso Gil-Martínez, Alba Paris- Alemany, Ibai López-de-UraldeVillanueva, Roy La Touche. s.l. : Journal of Pain Research , 2018, Vol. 11.

111. A.Petrucci, F. Sgolastra, R. Gatto, A. Mattei, e A. Monaco, "Effectiveness of low- level laser therapy in temporomandibular disorders: a systematic review and meta- analysis," Journal of Orofacial Pain, vol. 25, no. 4, pp. 298-307, 2011.

112. Avaliação da terapia com laser de baixo nível em pacientes

com DTM. Simel Ayyildiz, Faruk Emir e Cem Sahin. s.l. : Hindawi Publishing Corporation , 2015.

113. R. J. M. Gray, A. A. Quayle, C. A. Hall, e M. A. Schofield, "Physiotherapy in the treatment of temporomandibular joint disorders: a comparative study of four treatment methods," British Dental Journal, vol. 176, no. 7, pp. 257-261, 1994.

114. O Papel da Estimulação Eléctrica Nervosa Transcutânea na Gestão da Perturbação da Articulação Temporomandibular . Kamran Habib Awan, Shankargouda Patil. 12, s.l. : The Journal of Contemporary Dental Practice, 2015, Vol. 16

115. Cooper BC. O papel dos instrumentos bioelectrónicos na gestão das DTM. NY State Dent J 1995;61(9):48-53.

116. Alvarez-Arenal A, Junquera LM, Fernández JP, et al. Efeito do splint oclusal e da estimulação eléctrica transcutânea do nervo nos sinais e sintomas de desordens temporomandibulares em pacientes com bruxismo. J Oral Rehabil 2002;29(9):858-863.

117. Koh H, Robinson PG. Ajuste oclusal para tratamento e prevenção de distúrbios da articulação temporomandibular. J Oral Rehabil

2004;31(4):287-292.

118. Conceitos relatados para as modalidades de tratamento e gestão da dor nas perturbações temporomandibulares. Mieszko Wieckiewicz, Klaus Boening, Piotr Wiland, Yuh-Yuan Shiau e Anna Paradowska-Stolarz. 106, s.l. : The Journal of Headache

and Pain, 2015, Vol. 16.

119. Diagnóstico e Tratamento das Perturbações Temporomandibulares . ROBERT L. GAUER, MD e MICHAEL J. SEMIDEY, DMD. 6, s.l. : Academia Americana de Médicos de Família, 2015, Vol. 91.

120. Esposito CJ, Veal SJ, Farman AG. Alívio da dor miofacial com terapia ultra-sónica. J Prosthet Dent 1984;51:106-8.

121. Israel HA. Desarranjo interno da articulação temporomandibular: Novas perspectivas sobre um problema antigo. Clínicas de Cirurgia Oral e Maxilofacial da América do Norte. 2016;28:313-333.

122. Ernberg M. O papel dos biomarcadores moleculares da dor no desarranjo interno da articulação temporomandibular. Jornal de Reabilitação Oral. 2017;44:481-491.

123. Rashid A, Matthews NS, Cowgill H. Physiotherapy in the management of disorders of the temporomandibular joint; perceived effectiveness and access to services: Um inquérito nacional no Reino Unido. O Jornal Britânico de Cirurgia Oral e Maxilofacial. 2013;51:52-57

124. Elgohary HM, Eladl HM, Soliman AH, Soliman ES. Efeitos dos ultra-sons, laser e exercícios na dor da articulação temporomandibular e trismo após cancro da cabeça e pescoço. Anais de Medicina de Reabilitação. 2018;42:846-853

125. McNeely ML, Armijo Olivo S, Magee DJ. Uma revisão sistemática da eficácia das intervenções de fisioterapia para distúrbios

temporomandibulares. Physical Therapy.

126. Dym H, Bowler D, Zeidan J. Tratamento farmacológico para distúrbios temporomandibulares. Dent Clin North Am. 2016;60:367- 79.

127. Mujakperuo HR, Watson M, Morrison R, Macfarlane TV. Intervenções farmacológicas para a dor em pacientes com desordens temporomandibulares. Cochrane Database Syst Rev. 2010;10: CD004715.

128. Triantaffilidou K, Venetis G, Bika O. Efficacy of hyaluronic acid injections in patients with osteoarthritis of the temporomandibular joint. Um estudo comparativo. JCraniofac Surg 2013;24:2006-

129. Alpaslan GH, Alpaslan C. Eficácia da artrocentese da articulação temporomandibular com e sem injeção de hialuronato de sódio no tratamento de desarranjos internos. J Oral Maxillofac Surg 2001;59:613-8; discussão 618-9.

130. Long X, Chen G, Cheng AH, Cheng Y, Deng M, Cai H, et al. Um ensaio aleatório controlado de injeção superior e inferior do espaço da articulação temporomandibular com ácido hialurónico no tratamento da deslocação anterior do disco sem redução. J Oral Maxillofac Surg 2009;67:357-61.

131. Alpaslan C, Bilgihan A, Alpaslan GH, Güner B, Ozgür Yis M, Erba$ D. Effect of arthrocentesis and sodium hyaluronate injection on nitrite, nitrate, and thiobarbituric acid-reactive substance levels in the synovial fluid. Oral Surg Oral Med Oral

Pathol Oral Radio Endod 2000;89:686-90.

132. Meunier FA, Schiavo G, Molgó J. Neurotoxinas botulínicas: da paralisia à recuperação da transmissão neuromuscular funcional. J Physiol Paris 2002;96:105-13.

133. Emara AS, Faramawey MI, Hassaan MA, Hakam MM. Injeção de toxina botulínica para a gestão do clique da articulação temporomandibular. Int J Oral Maxillofac Surg 2013;42:759-64.

134. Arinci A, Güven E, Yazar M, Bagaran K, Keklik B. Efeito da injeção de toxina botulínica no músculo pterigoide lateral utilizada em conjunto com a artroscopia em pacientes com deslocação anterior do disco da articulação temporomandibular. Kulak Burun Bogaz Ihtis Derg 2009;19:122-9.

135. Kim HS, Yun PY, Kim YK. Uma avaliação clínica das injecções de toxina botulínica-A no tratamento da desordem temporomandibular. Maxillofac Plast Reconstr Surg 2016;38:5.

136. Moon YM, Kim YJ, Kim MK, Kim SG, Kweon H, Kim TW. Efeito precoce da injeção de Botox-A no músculo masséter de ratos: função e efeito.

137. Monje-Gil F, Nitzan D, González-Garcia R. Artrocentese da articulação temporomandibular. Revisão da literatura. Med Oral Patol Oral Cir Bucal 2012;17:e575-81.

138. Comert Kiliç S, Güngõrmüç M, Sümbüllü MA. A artrocentese com plasma rico em plaquetas é superior à artrocentese isolada no tratamento da osteoartrite da articulação temporomandibular?

Um ensaio clínico aleatório. J Oral Maxillofac Surg 2015;73:1473-83.

139. Nitzan DW, Dolwick MF, Martinez GA. Artrocentese da articulação temporomandibular: Um tratamento simplificado para a abertura severa e limitada da boca. Jornal de Cirurgia Oral e Maxilofacial. 1991;49:1163-1167.

140. Ungor C, Atasoy KT, Taskesen F, Pirpir C, Yilmaz O. Resultado a longo prazo da artrocentese mais injeção de ácido hialurónico em pacientes com desarranjo interno da articulação temporomandibular de Wilkes de fase II e III. Jornal de Cirurgia Craniofacial.2015;26:2104-2108

141. Brennan PA, Ilankovan V. Arthrocentesis for temporomandibular joint pain dysfunction syndrome. J Oral Maxillofac Surg. 2006;64:949-51

142. Al-Moraissi EA. Artroscopia versus artrocentese no tratamento do desarranjo interno da articulação temporomandibular: Uma revisão sistemática e meta-análise. Jornal Internacional de Cirurgia Oral e Maxilofacial. 2015;44:104-112.

143. Machon V, Sedý J, Klima K, Hirjak D, Foltán R. Lise e lavagem artroscópica em pacientes com deslocação anterior do disco temporomandibular sem redução. Jornal Internacional de Cirurgia Oral e Maxilofacial. 2012;41:109-113.

144. McCain JP, Hossameldin RH, Srouji S, Maher A. A discopexia artroscópica é eficaz na gestão do desarranjo interno

da articulação temporomandibular em pacientes com Wilkesstage II e III. Jornal de Cirurgia Oral e Maxilofacial. 2015;73:391-401.

145. Machon V, Levorova J, Foltan R, Hirjak D, Sidebottom A. Miniinstrumentos para artroscopia minimamente invasiva da articulação temporomandibular: Uma nota técnica. Jornal Britânico de Cirurgia Oral e Maxilofacial. 2015;53:662-663.

146. Takaku S, Toyoda T. Avaliação a longo prazo da discectomia da articulação temporomandibular. J Oral Maxillofac Surg. 1994; 52:722-6. discussão 727-8

147. Derrames internos da articulação temporomandibular: Diagnóstico e tratamento.Machon, Ufuk Tatli e Vladimir. s.l. : intechopen.

148. Mercuri LG. Dispositivos personalizados TMJ TJR. Em: Mercuri LG, editor. Substituição Total da Articulação Temporomandibular - TMJ TJR. A Comprehensive Reference for Researchers,Materials Scientists, and Surgeons (Uma referência abrangente para investigadores, cientistas de materiais e cirurgiões). Switzerland: Springer; 2016. pp. 91-130.

149. Ericson MH, Rossi EL, Rossi SI. Hypnotic realities: the induction of clinical hypnosis and forms of indirect suggestion (Realidades hipnóticas: a indução da hipnose clínica e formas de sugestão indireta). New York: Irvington Publishers; 1976.

150. Rossi EL. The psychobiology of mind-body healing: new concepts of therapeutic hypnosis [A psicobiologia da cura

mente-corpo: novos conceitos de hipnose terapêutica]. 2ª ed. Nova Iorque: WW Norton & Company; 1993.

151. Kirsch I, Lynn SJ. O estado alterado da hipnose: mudanças na paisagem teórica. Am Psychologist 1995:50;846-58.

152. Andia I, Maffulli N. Uma visão contemporânea das terapias com plasma rico em plaquetas: Rumo a protocolos clínicos refinados e indicações precisas. Medicina Regenerativa. 2018;13:717-728

153. Andia I, Maffulli N. Lesões musculares e tendinosas: O papel das intervenções biológicas para promover e auxiliar a cura e a recuperação. Arthroscopy. 2015;31:999-1015

154. Tohidnezhad M, Bayer A, Rasuo B, Hock JVP, Kweider N, Fragoulis A, et al. Os factores de crescimento libertados pelas plaquetas modulam a secreção de citocinas nos sinoviócitos sob condições inflamatórias nas articulações Shu W, Liu L, Bao G, Kang H. Tissue

155. Engenharia do disco da articulação temporomandibular: Estado atual e tendências futuras. Revista Internacional de Órgãos Artificiais. 2015;38:55-68ease. Mediadores da Inflamação. 2017;2017:1046438

156. Wang L, Lazebnik M, Detamore MS. As células de cartilagem hialina superam as células de cartilagem do côndilo mandibular numa aplicação de engenharia de tecidos de Iibrocartilagem da ATM. Osteoarthritis and Cartilage. 2009;17:346-353

157. Koyama N, Okubo Y, Nakao K, Osawa K, Fujimura K,

Bessho K. Pluripotência de células mesenquimatosas derivadas do líquido sinovial de pacientes com desordem da articulação temporomandibular. Life Sciences. 2011;89:741-747

158. Alderman D. Prolotherapy for musculoskeletal pain (Proloterapia para dores músculo-esqueléticas). Pract Pain Manage 2007;1:10-5.

159. Hauser RA. A Regeneração da cartilagem articular com a Proloterapia. J Prolother 2009;1:39-44.

160. Fullerton BD. Ultrassom de alta resolução e ressonância magnética para documentar a reparação de tecidos após proloterapia: Um relato de 3 casos. Arch Phys Med Rehabil 2008;89:377-85.

161. Hakala RV. Proloterapia (Terapia de Proliferação) no Tratamento de DTM. Cranio 2005;23:1-6.

162. Rabago D, Slattengren A, Zgierska A. Prolotherapy in primary care practice (Proloterapia na prática de cuidados primários). Prim Care 2010;37:65-80.

163. O dispositivo Cerezen fornece tratamento para distúrbios da articulação temporomandibular de dia e de noite. 12, S.L. : British Dental Journal, 2016, Vol. 220

164. Tavera A T, Montoya M C, Calderón E F, Gorodezky G, Wixtrom R N. Abordando distúrbios temporomandibulares de uma nova direção: um ensaio clínico controlado randomizado do sistema de ouvido TMDes. Cranio 2012; 30: 172-182

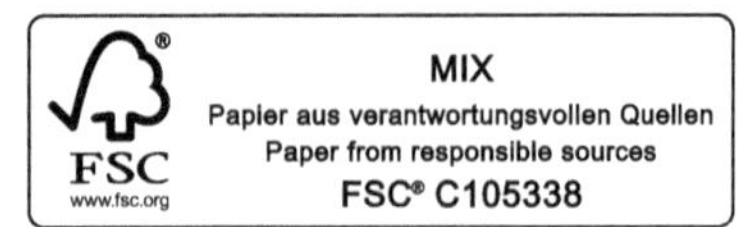

Printed by Books on Demand GmbH, Norderstedt / Germany